JUSQU'OÙ
LA PSYCHIATRIE
PEUT-ELLE
SOIGNER ?

Marie-Christine HARDY-BAYLÉ
Christine BRONNEC

JUSQU'OÙ LA PSYCHIATRIE PEUT-ELLE SOIGNER ?

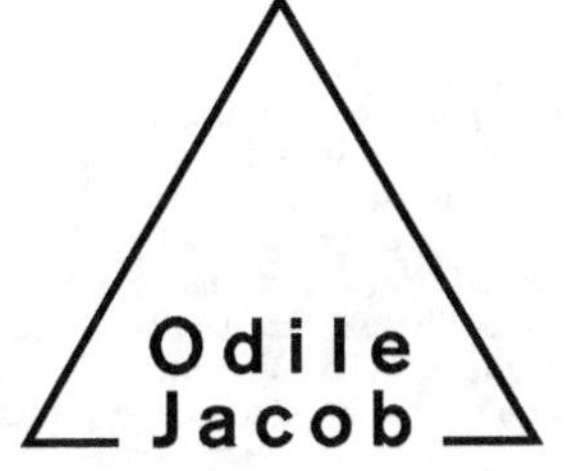

REMERCIEMENTS

Les pistes proposées doivent beaucoup au travail accompli depuis plus de quatre ans dans le Réseau pour la promotion de la santé mentale dans les Yvelines Sud. En effet, ce sont les rencontres avec les autres partenaires de soins qui ont conduit à devoir préciser la place du psychiatre dans le paysage des soins. C'est dans cette rencontre qu'ont pu apparaître les limites du champ théorique sous-tendant les pratiques des psychiatres et la nécessité de le remettre en cause. Nous devons ainsi beaucoup aux échanges avec les psychiatres d'exercices différents, les médecins généralistes, les psychologues, les infirmiers, les travailleurs du champ social, de l'éducation et de la justice, les différents établissements de santé et administrations, et, bien sûr, aux patients eux-mêmes, regroupés en association, et aux associations de famille, au premier rang desquels l'UNAFAM. De leur place spécifique, ils ont su interroger les contours de la psychiatrie.

Bien que s'appuyant sur une expérience partagée, les propos de ce livre n'engagent que les auteurs.

INTRODUCTION

La psychiatrie est en crise. Souvent mise sur le compte de l'augmentation de la demande et de l'insuffisance des moyens pour y répondre, cette crise a d'autres raisons, plus profondes, plus graves, plus difficiles à résoudre, qui touchent à l'identité même de la discipline, à ses guerres internes. Cette crise ne pourra pas se résoudre par une simple augmentation de ressources. En effet, si l'absence de volonté politique est souvent dénoncée par les professionnels, si un appel à de grandes réformes dans l'organisation des soins est toujours attendue, cette absence n'est pas uniquement le fait d'un manque de courage politique. Elle met en cause la capacité des psychiatres à proposer un projet médical cohérent et crédible. La multiplication des rapports demandés aux psychiatres par chaque ministre de la Santé prouve la préoccupation du politique pour les problème de santé mentale. Cette préoccupation est légitime. Il faut rappeler que la prévalence des troubles mentaux concerne une personne sur trois au cours de la vie. Trois millions de personnes souffrent de dépression en France, et 20 % d'entre elles de formes chronicisées[1]. Le nombre de suicides avoisine les 12 000 par an. La population suivie par la psychiatrie publique a augmenté de plus de 45 % entre 1990 et 1997, et le nombre de consulta-

____

1. C'est-à-dire dont la durée d'évolution est supérieure à deux ans.

tions libérales de 17 % sur la même période. Par ailleurs, le public ne reçoit pas toujours la réponse la plus adaptée. Le fait que les professionnels soient débordés n'est pas seul en cause. Le manque de lisibilité du système de soins est criant. Les personnes s'adressent dans un grand désordre aux différents praticiens susceptibles de leur apporter une réponse sans bien connaître la spécificité de chacun : médecin généraliste[2], pédiatre, neurologue, médecin du travail, travailleurs sociaux, psychologue, psychiatre libéral, centre médico-psychologique, consultations psychiatriques en hôpital général ou services d'urgence. L'ampleur de l'activité des urgences témoigne du retard à la prise de décision adaptée.

Pourtant, les moyens attribués à la psychiatrie sont importants. Selon une étude récente, les dépenses affectées aux troubles mentaux s'élèveraient à plus de 10 milliards d'euros, et représenteraient le premier poste en termes de dépenses hospitalières[3].

La profondeur de la crise n'est pas suffisamment perçue, même par les professionnels. Sa résolution impose une analyse de fond de ses causes. Les questions qui se posent concernent les logiques de décision à l'œuvre, à tous les niveaux. Comment les psychiatres choisissent-ils de répondre aux demandes qui leur sont adressées ? Sur quels consensus repose la pratique soignante susceptible de constituer l'identité du psychiatre ? Comment le psychiatre a-t-elle composé avec les autres professionnels impliqués avec lui dans l'accueil et le suivi de personnes présentant un trouble mental ? Comment l'organisation de l'offre de soins est-elle conçue pour répondre à la diversité de la demande et à la rapidité de son évolution ? Qu'est-ce qui guide les objectifs définis par les pouvoirs publics ?

L'organisation des soins devrait pouvoir s'appuyer sur une logique médicale cohérente, c'est-à-dire sur une défini-

---

2. Un quart des consultations effectuées par les médecins généralistes seraient consacrées à la prise en charge de troubles mentaux, et 40 % seraient liées à une souffrance psychologique prévalente.
3. CREDES, série « Analyses », n° 1480, mai 2003.

tion claire du rôle et de la place des psychiatres, de la nature des prises en charge que l'on peut attendre d'eux. Or que propose la psychiatrie ?

En tant que discipline médicale, elle montre une richesse considérable de connaissances, une grande diversité d'outils thérapeutiques. Mais ce savoir est éclaté, dispersé entre écoles de pensées opposées. La balkanisation de la discipline est sans aucun doute responsable de la perte d'identité de la psychiatrie, diluée dans l'un ou l'autre des courants théoriques qui la parcourent, dont les principaux sont la psychanalyse, la neurobiologie et la pharmacologie, les thérapies cognitivo-comportementales, les thérapies de groupe. Ce qui pourrait constituer sa force fait sa faiblesse. En pratique, cette balkanisation rend compte du fait qu'un même patient, selon qu'il va voir tel ou tel psychiatre, n'aura pas la même réponse. Quant à l'organisation de l'offre de soins, faute de pouvoir s'appuyer sur des propositions cohérentes, représentant l'ensemble des connaissances, elle privilégie certaines approches, certaines modalités de prise en charge.

Mais la psychiatrie a une autre spécificité, attachée à sa place dans la société. Entre le projet de soins et le projet de société, quel est le rôle que la psychiatrie souhaite tenir ? Peut-elle renoncer à la dimension « politique » de son discours qui a marqué son histoire pour se recentrer sur la dimension « médicale » qui constitue non seulement sa seule légitimité en tant que soignant, mais également sa mission ?

La psychiatrie est consciente de l'urgence qu'il y a à mieux définir ses missions[4]. Elle appelle les professionnels à se rassembler autour d'une identité qui serait bio-pycho-sociale. Mais elle ne dit rien quant à ce que recouvre cette notion. Les médecins généralistes, eux aussi, se réclament

---

4. J. Fortineau et M. Robin résument la discussion de leur rapport « Unité et diversité de la psychiatrie », *in* Fédération française de psychiatrie, *Le Livre blanc de la psychiatrie*, Paris, John Libbey, 2003, par cette phrase se référant à l'identité de la discipline : « Le débat a montré que ces questions sont loin d'être tranchées. Il est indispensable qu'il se prolonge, constituant ainsi une façon de rechercher ce qu'est la psychiatrie. »

d'une telle approche. La spécificité de la psychiatrie réside dans la manière de décliner le contenu des trois termes et la nature des liens qui les unissent. Le faire impose des choix. Ne pas le faire laisse persister le flou concernant ses limites d'intervention et ses zones de compétences, et entretient des confusions, d'une part, entre les métiers de psychiatre, de médecin généraliste, de neurologue ou de psychologue et, d'autre part, sur les relations de la psychiatrie avec le social. Les controverses qui s'expriment autour de la notion de santé mentale rendent compte de ces confusions. Pour la majorité de la profession, ce terme renvoie à la nécessaire inscription des soins dans un projet plus vaste de santé publique prenant en compte la prévention et la réinsertion des patients et pas seulement le soin[5]. Dans ce sens, la psychiatrie doit prendre en compte les facteurs sociologiques intervenant dans les troubles qu'elle prend en charge. Les conditions de vie, l'influence de la société sur l'organisation des soins, l'importance de la réinsertion sont des facteurs que la psychiatrie doit intégrer. Mais d'autres voient dans cette notion de santé mentale le risque d'une socialisation de la psychiatrie ou, *a contrario*, celui d'une psychiatrisation de la société. Nicole Horassius[6] l'exprime ainsi : « Il existe une attente sociale à l'égard de la psychiatrie afin que celle-ci "soigne" les comportements désadaptés, sans distinction claire entre anormalité du point de vue social, comportemental ou légal, et trouble psychiatrique. » Elle dénonce cette instrumentalisation de la profession en y voyant le risque d'une « perte de spécificité de la psychiatrie au niveau de son image sociale ». Pourtant, l'accroissement considérable de la demande ne peut s'expliquer par « une dilution sociale excessive de la réponse » psychiatrique. En effet, cette demande « reste très en deçà de ce que les enquêtes épidémiologiques de préva-

---

5. C'est dans ce sens que nous utiliserons ce terme.
6. N. Horassius, « Psychiatrie et société », Fédération française de psychiatrie, *in Le Livre blanc de la psychiatrie, op. cit.*, p. 58.

lence des troubles mentaux en population générale laissent entrevoir[7] ». Ainsi, beaucoup de personnes souffrant de trouble mental n'ont pas recours au système de soins. Entre une demande d'intervention dans des champs qui ne serait pas de sa compétence et une prise en charge insuffisante des patients qui devraient y avoir recours, la psychiatrie se doit de définir les priorités et les moyens d'y répondre.

Pour poser sa spécificité, la psychiatrie doit résoudre la difficile question du choix de ses options théoriques qui guident les pratiques de soins. Le psychiatre est-il un médecin comme un autre, dont l'essentiel du métier serait de manier les outils pharmacologiques et biologiques ? Est-il psychanalyste, privilégiant le sens conféré par le sujet aux troubles ? Comment intègre-t-il dans sa pratique les nouvelles approches thérapeutiques que sont les thérapies cognitivo-comportementales et les thérapies systémiques ?

La psychiatrie est consciente de la nécessité de combiner les différents discours théoriques pour rendre compte de la complémentarité des outils thérapeutiques. Le concept de « modèle multifactoriel » des pathologies, qui reconnaît la pertinence de toutes les théories partielles proposées, représente cette tentative. Mais, là encore, pour l'instant, il ne s'agit que d'un constat de nécessité et d'une déclaration d'intention qui n'a pas trouvé de solution. Si la psychiatrie est consciente de l'urgence de revisiter son modèle de pratiques de soins, elle manque de repères pour le faire. Pour les trouver, il faut revenir aux fondements de la « crise » de la psychiatrie. L'« analyse » du fonctionnement de la discipline que nous tenterons de faire sera un préalable à des propositions de changement. En effet, ce sont les modalités mêmes d'appréhension du fait psychiatrique et de la complémentarité des pratiques qu'il faut transformer.

Le changement de regard sur les soins que nous proposons rend possible (et il se nourrit de lui) le partage des savoirs et des expériences acquises, non seulement par les

---

7. *Ibid.*, p. 56.

psychiatres d'écoles différentes, mais également par l'ensemble des acteurs impliqués dans la santé mentale. L'organisation du travail en réseau offre l'espace de dialogue, de partage et de débat nécessaire pour spécifier les identités de chacun. Le réseau n'est pas seulement un moyen de mieux répondre à la demande dans un partenariat plus clair avec les autres acteurs de santé. C'est avant tout une manière de donner à la psychiatrie les moyens de son avenir. Pour que la discipline progresse, pour qu'elle puisse tirer parti des possibilités qu'elle offre, elle doit intégrer ses différentes composantes aujourd'hui éclatées pour construire son objet, non réductible à l'un ou l'autre des discours.

Parallèlement, l'organisation de l'offre de soins, qui doit s'appuyer sur une nouvelle définition plus précise, plus objective et plus appréhendable du métier de psychiatre, doit reconsidérer la manière même de penser l'organisation des rapports entre professionnels pour la mettre en œuvre. Le réseau constitue une révolution dans le rapport des individus au travail, dont la pertinence et l'ampleur n'ont pas d'abord été montrées dans le domaine de la santé. Au-delà de la finalité proprement professionnelle, elle représente un changement sociétal que la psychiatrie pourrait, mieux que tout autre, promouvoir.

Pour que la psychiatrie sorte de la crise actuelle, il faut donc que les psychiatres d'une part et les pouvoirs publics d'autre part définissent, chacun dans son domaine puis ensemble, de nouvelles façons de concevoir la politique de santé mentale. C'est de la définition de ce nouveau paradigme que pourra naître, en France, une organisation des soins adaptée aux demandes de la société actuelle.

Le but de cet ouvrage est de mettre sous le regard public les rouages, les difficultés et les possibilités d'évolution de la psychiatrie. Ces questions intéressent l'ensemble de la société qui doit, en toute connaissance de cause, s'interroger sur le devenir d'une psychiatrie à laquelle un individu sur trois aura recours dans sa vie.

Chapitre premier

LA CRISE
DE L'ORGANISATION DES SOINS

La psychiatrie est en crise, l'organisation des soins en est le témoin[1]. Alors que la santé mentale est annoncée comme une priorité aujourd'hui et encore plus demain, les politiques affichées comme devant modifier fondamentalement l'organisation des soins et leur financement concernent surtout les disciplines de médecine, de chirurgie et d'obstétrique, mais peu la psychiatrie, comme le montrent les projets présentés dans le programme « Hôpital 2007 ». Pourtant, les signes de l'importance prise par les questions posées par la santé mentale se multiplient tant au niveau national qu'international. En 2000, l'Union européenne a placé la santé mentale au rang des priorités sanitaires. L'année 2001 a été consacrée par l'Organisation mondiale

---

1. L'organisation des soins recouvre l'ensemble des éléments qui concourent à la répartition des acteurs de santé mentale (création des établissements de soins publics et privés ayant une activité de psychiatrie, installation des professionnels libéraux), à la façon dont leur complémentarité et leur coopération sont prévues et à leur gestion, c'est-à-dire leurs modes de rémunération, l'évaluation du service rendu, dans une perspective de qualité et d'efficience.

de la santé comme celle de la santé mentale. Elle a également été, en France, une année particulièrement dense en travaux et rapports en tout genre concernant les questions touchant à la psychiatrie[2] et s'est achevée par la publication d'un plan pour la santé mentale. Cet intérêt ne se dément pas puisque 2003 est à la fois l'année de la parution d'un *Livre blanc de la psychiatrie*, de la tenue d'états généraux de la psychiatrie et de la commande d'un rapport par le nouveau ministre de la Santé.

Parallèlement, des études budgétaires confirment le poids financier et social de la santé mentale[3]. La maladie mentale représenterait le deuxième poste de dépenses en matière de santé après les maladies cardio-vasculaires et le premier en termes d'hospitalisation. Si l'on considère le seul secteur public, la psychiatrie représente 24 % des dépenses effectuées pour l'ensemble des dépenses de « court séjours[4] ». Les coûts de la psychiatrie sont aussi importants par les coûts induits et en particulier par les handicaps sociaux[5].

Incontestablement, malgré une prise de conscience de la nécessité de réformes importantes, l'organisation des soins

---

2. On peut citer, sans prétendre être exhaustif, le Rapport public de la Cour des comptes édité en janvier 2001, qui consacre un chapitre important à la psychiatrie, le livre blanc sur la protection des Droits de l'homme et de la dignité des personnes atteintes de troubles mentaux, le rapport 2001 de la conférence nationale de santé qui traite notamment de la « souffrance psychique des adolescents et jeunes adultes », le livre blanc des partenaires de Santé mentale France avec comme sous-titre « Pour une association d'usagers de la psychiatrie, de soignants et de responsables du social dans la cité », le rapport « De la psychiatrie vers la santé mentale » paru en juillet 2001.
3. Les chiffres doivent cependant être pris avec une certaine prudence compte tenu des limites liées à la difficulté de définir l'objet de la santé mentale et de bien connaître l'activité réelle de l'ensemble des acteurs concernés.
4. CREDES, série « Analyses », n° 1480, mai 2003, 173 pages.
5. De nombreux critères sur les allocations pour adultes handicapés, les logements, ou les pensions d'invalidité confirment les coûts induits par les troubles psychiatriques. Ainsi, par exemple, plus de 25 % de l'ensemble des admissions en invalidité de l'assurance maladie en 1986 avaient pour motif une maladie psychiatrique.

en psychiatrie se heurte à des difficultés au moment de passer à l'action. La multiplication des rapports traduit ce décalage entre les constats partagés sur la crise de la psychiatrie et la capacité d'action. La Cour des comptes a d'ailleurs dénoncé cet immobilisme dans des termes sévères[6].

L'organisation des soins en santé mentale, qui devrait être le fruit d'objectifs définis sur la base d'une connaissance des besoins de la population, des pratiques et des moyens budgétaires accordés à ce domaine, est aussi le résultat d'une histoire des structures de soins et de la capacité des psychiatres et des pouvoirs publics à penser ensemble les évolutions. La crise actuelle traduit une sidération progressive des relations entre ces derniers, qu'illustre le constat d'une déconnexion entre l'organisation des soins et les pratiques médicales. L'organisation des soins n'est plus en mesure de donner des conditions d'exercice adaptées à la pratique soignante et alimente la crise de la psychiatrie puisque les « outils de travail » ne répondent pas aux nouvelles pratiques médicales. Inversement, la crise de l'organisation des soins est une conséquence de celle de la psychiatrie puisque la pratique se révèle incapable de la nourrir par des projets soignants cohérents et consensuels. Faute d'un tel modèle, les pouvoirs publics sont partagés entre une attitude attentiste et des choix d'évolution qui risquent de privilégier telle ou telle pratique, sur des critères budgétaires, politique ou de pression syndicale, ce qui alimente le manque de confiance des psychiatres à l'égard des pouvoirs publics.

C'est bien cette dynamique qui est à l'œuvre aujourd'hui. Faute d'objectifs clairs et d'outils de gestion adaptés à la spécificité des questions posées par la santé mentale, les relations entre pouvoirs publics et psychiatres se sont concentrées sur des définitions de structures de soins, trop souvent vidées de leur sens, et se sont progressivement figées. Cette situation est le résultat d'une histoire

------

6. Rapport de la Cour des comptes, juin 2000.

de la psychiatrie qui a induit des relations particulières entre ces deux acteurs de la politique de santé mentale. Les psychiatres ont en effet occupé à la fois une place de philosophe, de médecin et d'organisateur de cette politique. La diversité de leurs champs d'intervention les a souvent placés en concurrents des pouvoirs publics ou, au plan local, des gestionnaires, ce qui a jeté un doute sur les bases réelles de leur coopération. Cette situation de crise est aussi le résultat d'un temps plus court où l'explosion de la demande a posé dans des termes renouvelés la question récurrente des limites et des contours de la discipline et des relations entre le domaine de l'action sanitaire et celui de l'action sociale.

L'analyse de l'organisation des soins en psychiatrie permet plusieurs approches (médicale, historique, sociologique, etc.), et les études en la matière sont nombreuses. La place de la psychiatrie dans la société pose question. Parler d'aliénation mentale, de psychiatrie ou de santé mentale, c'est poser des questions sur la place de l'individu dans la société, sur les notions de tolérance, de liberté, de normalité, de responsabilité individuelle et d'assistance. C'est donc fort logiquement qu'il existe plusieurs histoires de la psychiatrie. La psychiatrie trouve sa place dans l'histoire médicale, qui s'interroge sur l'évolution de la compréhension des maladies, de l'analyse des symptômes et des outils thérapeutiques. La psychiatrie est également analysée du point de vue sociologique : comment et pourquoi la société a-t-elle recours aux psychiatres ? Quels effets ont les réponses apportées ? Comment se positionnent les psychiatres dans la nature de leur réponse ? Dans cette perspective, la place de la psychiatrie dans la société a été tantôt qualifiée de « liberticide », par son rôle d'agent protecteur de la société bourgeoise organisant l'exclusion des fous et des déviants, tantôt saluée comme libératrice, par son action en faveur de l'intégration des personnes les plus démunies dans la société, tantôt, enfin, analysée comme le témoin et le recours d'une société incapable de trouver en elle les moyens d'accompagner les individus dans les changements induits par les évolutions économiques ou sociales.

Ces différentes visions de la psychiatrie portent des valeurs et des positionnements des acteurs très différents. Parfois, la place du psychiatre est valorisée, plus encore que celle d'un autre médecin. Médecin, le psychiatre est aussi celui qui a libéré les malades des chaînes des prisons au moment de la Révolution ; il est celui qui prend en charge les patients tout au long de leurs difficultés, y compris lorsqu'il n'y a pas de « guérison » envisageable, il est celui qui répond aux problèmes rencontrés par la société : on le requiert pour répondre aux situations de vie difficiles posées par la crise économique, par l'éclatement des familles, pour prévenir la délinquance. Parfois au contraire, le psychiatre est celui qui normalise, qui enferme, qui veut « psychiatriser » la société et suscite le rejet.

Ces deux images, bien que partiellement caricaturales, posent bien le cadre des relations entre les psychiatres et les pouvoirs publics, composées de temps d'alliances et de temps de méfiance, d'allers et retours entre une approche de l'organisation des soins portée par la connaissance soignante ou, au contraire, par des considérations plus philosophiques ou politiques. La crise actuelle de la psychiatrie appelle une clarification des domaines d'intervention des uns et des autres. L'organisation des soins ne peut plus se passer de projets soignants qui traitent des pratiques de soins ni accepter que des oppositions théoriques soient cachées par une approche politique ou sociale de la santé mentale. Parallèlement, les outils de l'organisation et de l'évaluation de l'offre de soins en santé mentale doivent s'adapter davantage à la spécificité de la discipline pour assurer les conditions d'un dialogue fructueux avec les professionnels. Une telle évolution suppose que les acteurs changent de position dans les débats.

Deux exemples issus de l'histoire de l'organisation des soins en psychiatrie en France illustrent l'ambiguïté des positionnements des acteurs et expliquent les relations conflictuelles entre psychiatres et pouvoirs publics : la mise en place des asiles au XIXe siècle, d'une part, et la naissance du secteur de psychiatrie à partir des années 1960, d'autre part. L'analyse de ces deux « réformes » aussi éloignées dans le temps ne signifie pas que la psychiatrie n'a pas connu d'évolutions dans le champ des connaissances médicales de façon plus continue. Elle s'explique par le côté « exemplaire » de ces deux moments ; elle présente également l'intérêt de signifier, en creux, que, si, sous l'impulsion de nouvelles connaissances, les pratiques soignantes ont changé dans les faits, elles n'ont pas été accompagnées par des évolutions des outils institutionnels de prise en charge. Cette dissociation entre le rythme d'avancée des connaissances psychiatriques et un certain immobilisme de l'organisation des soins est également témoin de l'incapacité des psychiatres à partager leur pratique pour en permettre une traduction dans les structures institutionnelles et les outils de gestion, et d'une difficulté de l'administration dans la mise en œuvre de politiques d'organisation des soins évolutives, en particulier dans le domaine de la santé mentale.

LE TRAITEMENT MORAL ET LA CRÉATION DES ASILES

Le traitement moral[7] est présenté, du point de vue médical, comme le premier traitement des malades men-

---

7. Dans cette expression, le terme « moral » ne doit pas prêter à une ambiguïté. Il ne renvoie pas à une référence à la morale et aux bonnes mœurs, mais au versant conscient de l'expérience humaine. Ce traitement moral comportait trois aspects : « Il était indispensable d'isoler l'aliéné de sa famille et de ses proches, de lui faire quitter son domicile et de le retenir dans un établissement spécialisé et exclusif de tout autre pathologie [...], il convenait de s'adresser à ce qu'il restait toujours de raison dans le plus aliéné des aliénés, car le ressort essentiel de ce traitement moral [...] consistait à prendre appui sur ce reste de raison [...], il convenait enfin d'obtenir le plus tôt possible que l'aliéné s'occupât à un travail profitable tout à la fois à son apaisement et au bien-être de l'institution », G. Lantéri-Laura, *Essai sur les paradigmes de la psychiatrie*, Paris, Éditions du Temps, 1998, p. 65-67.

taux. Il repose sur une démarche médicale qui décrit des symptômes, les classe et propose un traitement, dont le moyen est l'internement dans des lieux spécifiques — les asiles. Ceux-ci préservent le patient des événements extérieurs, notamment de leur famille et de leurs relations sociales, susceptibles d'être perturbateurs ; l'ensemble des règles de vie y sont pensées de façon à offrir des repères aux patients et à réduire leurs symptômes. La psychiatrie prend ainsi sa place dans les disciplines médicales. Sa démarche, spécifique, marque pourtant l'ambiguïté de son intégration dans la médecine : à un moment où celle-ci s'oriente vers une recherche des causes des affections, Pinel s'occupe des patients dans la dimension souvent chronique de leurs troubles, au-delà de la visée curative. Par sa démarche scientifique même, la psychiatrie présente une dimension « assistancielle » qui lui confère une place « à part » dans les disciplines médicales et ouvre déjà la problématique des relations entre la psychiatrie et le champ social.

Mais il existe d'autres lectures de la création des asiles. La première analyse le sens de cette identification des malades mentaux en ce début du XIXe siècle, dans la perspective des valeurs de la Révolution française et du mouvement humaniste des Droits de l'homme. En identifiant le fou comme un malade, la psychiatrie lui donne des droits et le reconnaît comme un individu souffrant. Elle participe ainsi à la dénonciation de l'arbitraire des lettres de cachet par lesquelles tout indésirable pouvait être enfermé contre son gré. Médecin, le psychiatre est aussi philosophe, humaniste, au service des droits de l'homme, homme d'action politique symbolisé par l'image de Philippe Pinel libérant les malades de leurs chaînes ou par la participation active des psychiatres dans les discussions au Parlement, au moment de l'adoption de la loi du 30 juin 1838, première loi qui règle l'ensemble des éléments concernant le malade mental[8].

Une autre lecture, surtout portée par les sociologues, a été développée en particulier dans les années 1960-1970 par des auteurs tels que Michel Foucault et Robert Castel, qui soulignent le caractère normalisateur de la psychiatrie. Par son identification du « fou » et le traitement particulier qu'elle propose, par la légitimité qu'elle donne à son isolement, la psychiatrie serait en fait un outil de « normalisation » au service du pouvoir, qui tue la part de création de la folie, qui nie une partie de l'homme qu'elle ne peut contrôler en lui donnant le nom de folie et en lui associant un statut, celui de malade mental, soigné à l'écart des autres : « Depuis la fin du XVIIIe siècle, la vie de la déraison ne se manifeste plus que dans la fulgurance d'œuvres comme celles de Höderlin, de Nerval, de Nietzsche ou d'Artaud — indéfiniment irréductibles à ces aliénations qui guérissent, résistant par leur force propre à ce gigantesque emprisonnement moral qu'on a l'habitude d'appeler, par antiphrase sans doute, la libération des aliénés par Pinel et par Tuke[9]. » L'acte fondateur de Pinel ne serait pas, comme l'hagiographie le retient, d'avoir libéré les patients des chaînes des cachots, mais d'en avoir instauré d'autres, constituées par le lieu fermé qu'est l'asile, en le justifiant par la maladie ; l'asile ne serait, dans cette approche, qu'une nouvelle prison, « une autre scène, c'est-à-dire un espace différent mais qui est aussi le même[10] ».

---

8. La loi du 30 juin 1838 sur les aliénés donne un statut au malade mental, elle définit les conditions dans lesquelles il peut être interné, elle règle ses droits sur le plan pécuniaire et définit un lieu de prise en charge, l'asile.
9. M. Foucault, *Éloge de la folie à l'âge classique*, Paris, Gallimard, « Tel », 1992, p. 530.
10. R. Castel, *L'Ordre psychiatrique. L'âge d'or de l'aliénisme*, Paris, Minuit, 1981, p. 102.

Robert Castel développe également la thèse selon laquelle le « traitement moral[11] » du début du XIXe siècle a permis la mise en place par les aliénistes d'un appareil de domination dans lequel ils concentrent tous les pouvoirs. Par leur action aux visées curatives, les psychiatres auraient eux-mêmes revendiqué un pouvoir et se seraient donné les moyens de le construire, écartant de leur chemin ceux qui pouvaient leur mettre des limites et en premier lieu les administrateurs potentiels des hôpitaux. En effet, par la mise en œuvre du traitement moral, le psychiatre crée un monde, l'asile, dans lequel tout dépend de lui et de lui seul, unique personne légitime pour dire le bien et le mal. Par sa nature même, le traitement moral concerne l'ensemble de la vie du sujet. Il induit un certain éloignement du milieu social naturel de tout individu. Dans sa mise en œuvre, c'est toute l'institution qui devient thérapeutique : l'agencement interne de l'asile, la répartition des salles, la prise des repas, l'attitude des personnels. Dans ce monde clos, le psychiatre règne en maître, il n'y a aucune place pour une autre autorité, éventuel contre-pouvoir. Il n'y a en particulier aucune légitimité à un pouvoir administratif qui ne serait pas soumis à la règle édictée par les psychiatres. Robert Castel appuie sa démonstration sur

---

11. Robert Castel décrit le système mis en place dans les asiles par cinq éléments : la symptomatologie, qui permet l'ordonnancement des signes de la maladie, le désordre social, qui serait le terrain privilégié où naît la maladie, la prépondérance des causes morales, qui rassemble l'ensemble des événements traumatisants de l'existence, le traitement moral, selon lequel tous les traitements, même les plus physiques, ne peuvent agir qu'à travers leur réinterprétation morale, et les asiles, lieu de prise en charge des aliénés. *Ibid.*, p. 119 à 125.
Dans son *Traité médico-philosophique sur l'aliénation mentale* (1800), Pinel expose sa théorie sur le traitement moral, qui, « respectant les droits sacrés de l'humanité [...] consiste dans l'art de subjuguer et de dompter pour ainsi dire l'aliéné en le mettant dans l'étroite dépendance d'un homme qui, par ses qualités physiques et morales et l'application continuelle des principes de la plus pure philanthropie, soit propre à exercer sur lui un empire irrésistible et à changer la chaîne de ses idées ». Cité dans M.-C. George et Y. Tourne, *Le Secteur de psychiatrie*, Paris, PUF, « Que sais-je ? », 1994, p. 10.

plusieurs citations de psychiatres de l'époque, dont nous retenons certaines, très explicites, concernant leur rôle dans l'administration des asiles. Ainsi Falret : « J'ai beau chercher la place du directeur, je n'y rencontre que celle du médecin[12]. » Ou encore Renaudin : « La direction d'un asile d'aliénés est devenue une science médicale intéressante à plus d'un titre. En devenant administrateurs, nous sommes, si je puis m'exprimer ainsi, devenus plus médecins[13]. » Parce que l'institution de l'asile était thérapeutique par sa nature même, dans son organisation interne architecturale comme dans les règles de vie des patients, la direction des asiles revient « naturellement » aux médecins, ce qui fait dire à R. Castel que « la première ligne d'expansion du mouvement aliéniste passe par l'annexion des fonctions administratives au sein de l'hôpital[14] ».

Ces différentes lectures de la naissance et du développement des asiles montrent comment le psychiatre inscrit son action dans des champs différents. Les deux premiers sont celui de la connaissance médicale scientifique et celui de la philosophie. Sa compétence médicale lui donne une position d'expert, de conseiller du politique, mais l'interroge également sur des options philosophiques, sur la place de l'homme dans la société : c'est en effet en tant qu'expert que le psychiatre intervient par le biais d'un certificat médical pour décider de l'enfermement d'un patient. Mais, ce faisant, il est confronté à ses propres options philosophiques ainsi qu'à toutes les questions que se pose l'appareil judiciaire sur ses propres limites. De manière plus générale, il est confronté — ce que le XXe siècle confirmera largement — aux limites que rencontre le politique dans son action : la demande forte qui est faite aux psychiatres sur la prévention de l'insécurité, de la délinquance, voire sur des thèmes tels que le harcèlement au

---

12. *Ibid.*, p. 161.
13. *Ibid.*, p. 162.
14. *Ibid.*, p. 156.

travail, dépasse la simple réponse du médecin de science. Enfin, le troisième champ d'intervention du psychiatre est celui de l'organisation des soins dans sa dimension gestionnaire. Le médecin devient administrateur de l'hôpital, il est celui qui organise les asiles et promeut leur développement sur le terrain. C'est lui qui, en province, va participer à la création des établissements départementaux spécialisés, qui négocie les budgets avec les préfets, qui conçoit et donne les directives sur les évolutions architecturales des bâtiments, c'est lui qui est à l'origine des règles internes de fonctionnement des institutions.

Ce premier exemple montre combien les asiles sont connotés symboliquement. Ce ne sont pas seulement des lieux de soins. Ils représentent une conception historique alliant humanisme et connaissances médicales ; ils sont le symbole d'une médecine qui ne soigne pas seulement les malades curables, mais prend en charge les patients tout au long de leur souffrance, même lorsqu'il n'y a pas de guérison à la clé. Ils sont le symbole d'une place spécifique de la psychiatrie dans la médecine, et de la psychiatrie et du psychiatre dans la société. Ils sont le symbole du pouvoir des psychiatres, à l'intérieur des murs de l'asile, mais également à l'intérieur de la société. Cependant, il ne s'agit pas seulement d'un pouvoir revendiqué ou accaparé, il s'agit aussi d'un pouvoir conféré par la société en difficulté. Les débats préalables à l'adoption de la loi de 1838 sont exemplaires de la façon dont la société a demandé à la science de résoudre des questions auxquelles elle ne savait pas répondre. Avant que l'on opte, dans la procédure de l'internement, pour une intervention prépondérante du médecin comme expert susceptible d'apporter une parole non soumise à critique car présentant une garantie d'objectivité, d'autres solutions avaient été étudiées, donnant une place plus ou moins importante à la famille ou à la justice. C'est en partie faute de pouvoir s'appuyer sur ces piliers de la société dans des conditions apportant des garanties satisfaisantes pour le patient qu'un poids prépondérant a été accordé au certificat du psychiatre. Le statut spécifique des psychiatres résulte ainsi d'un consensus entre une certaine conception de la médecine portée par les psychiatres eux-mêmes et une conception extensive des missions de la psychiatrie, qui permet aux pouvoirs publics d'y trouver un appui sur des questions particulièrement difficiles.

Le traitement des aliénés et l'organisation des soins qui en est issue ont donc placé les psychiatres dans une position particulière vis-à-vis des pouvoirs publics. Ils sont médecins, conseillers, acteurs des débats politiques, gestionnaires. La légitimité des pouvoirs publics à penser l'organisation des soins, au niveau local comme au niveau national, et la légitimité d'administrateurs des hôpitaux sont mises en question. Il n'y a pas deux champs séparés où chacun aurait une compétence reconnue, mais une présence active des psychiatres et une position en retrait des pouvoirs publics. Cette question de la légitimité des partenaires dans la discussion sur l'évolution de la politique de soin traverse toute l'histoire des relations entre pouvoirs publics et psychiatres.

La réponse française aux attaques contre les asiles, la création du secteur de psychiatrie, a en effet permis de conserver les différentes dimensions du symbole, de les actualiser et a préservé le positionnement des psychiatres dans leur action politique et gestionnaire.

LE SECTEUR DE PSYCHIATRIE :
CONTINUITÉ AU-DELÀ DE LA RUPTURE

Le second « temps fort » de l'organisation des soins en psychiatrie, la création du secteur, résulte d'un mouvement qui n'est pas spécifiquement français. La remise en cause des asiles comme lieux de soins est légitimée par l'évolution des connaissances médicales et la diversité des outils thérapeutiques, par le caractère inacceptable des conditions de vie des patients dans les asiles[15] et le symbole totalitaire de cette institution[16] dénoncé par certains, par un rejet de ces lieux d'enfermement, par l'affirmation de nouvelles conceptions de la liberté individuelle. Dans ce mouvement qui trouve son aboutissement au début des années 1960 par la création du secteur de psychiatrie, les dimensions philosophique et médicale se conjuguent pour proposer des solutions radicalement différentes. Tout n'est cependant pas nouveau. En effet, dès la fin du XIXe siècle, au moment où les critiques sur les conditions de vie faites aux patients dans les asiles s'amplifiaient, les mouvements de l'*open door*, c'est-à-dire d'une prise en charge des patients dans des milieux ouverts (colonies agricoles, logement chez l'habitant essentiellement), avaient été expérimentés, surtout à l'étranger, et interpellaient déjà la société sur la place qu'elle réservait aux malades mentaux, sur sa tolérance et sa capacité à les accepter dans des lieux « banalisés », en lien avec des non-malades autres que des soignants. Dans les années 1930, les circulaires émises sous le Front populaire[17] en faveur de l'ouverture de centres de consultations étaient une nouvelle expression de ce

---

15. Que l'origine en soit économique, puisque dès la seconde moitié du XIXe siècle les asiles étaient surencombrés avec parfois un médecin pour plus de 300 patients, ou qu'elle réside dans un manque de considération pour le « fou », ou dans les lacunes de la connaissance médicale, les tableaux décrivant les malades nus, criant dans des couloirs froids, ou l'entassement dans des pièces non adaptées, ont donné lieu à de nombreuses représentations écrites puis filmées qui ont marqué les esprits et porté atteinte à l'image humaniste et soignante de ces lieux. Le souvenir de l'extermination des patients dans les asiles durant la Seconde Guerre mondiale a également profondément marqué les esprits.
16. Erwin Goffman, sociologue, publie une étude sur les conditions de vie dans les asiles et établit un parallèle entre les asiles, les prisons et les couvents, qui sont tous, selon lui, des « institutions totalitaires », c'est-à-dire des établissements investis, « comme la prison ou le camp de concentration par exemple, de la fonction ambiguë de neutraliser ou de réadapter à l'ordre social un type particulièrement inquiétant de déviants ». *In* E. Goffman, *Asiles. Étude sur la condition sociale des malades mentaux*, Paris, Minuit, « Le sens commun », 1984.
17. Circulaire du 13 octobre 1937, qui recommande notamment la création de services ouverts et l'organisation de consultations de neuropsychiatrie de l'enfant.

débat, à l'initiative, cette fois, des politiques, qui considéraient que la réponse unique de l'asile n'était plus adaptée à toutes les questions posées à la santé mentale dans une société démocratique. Mais, dans les années de l'après-guerre, ces mouvements rencontrent des remises en cause qui concernent la conception globale de la société et dans lesquels la santé mentale, la notion de folie, redevient un objet de débat sur la liberté individuelle. Cette question a été posée sous forme de véritable crise par les psychiatres eux-mêmes dans le mouvement de l'antipsychiatrie, dont le « fil commun aux discours et aux pratiques est [...] de ne pas faire obstacle au voyage de la folie par des interventions psychiatriques[18] », et qui met en cause la société dans sa capacité à accepter cette expérience existentielle qu'est la folie, et les psychiatres par leur action de mise à l'écart, hors de la société, des citoyens qui seraient « estampillés » comme fous.

Dans l'après-guerre, les évolutions dans l'organisation des soins apparaissent donc inéluctables, en France comme dans l'ensemble des pays européens. C'est dans ce contexte de forte remise en question des asiles et du rôle des psychiatres que la France a choisi une modalité originale d'organisation des soins, qui est encore largement à la base de l'organisation actuelle, la sectorisation psychiatrique, qui, sur des fondements totalement différents, reprend pourtant l'essentiel des positionnements anciens des psychiatres vis-à-vis des pouvoirs publics.

La sectorisation repose sur quelques principes fondateurs : la nécessité d'une continuité des soins, la volonté, pour répondre aux besoins réels des patients, de désinstitutionnaliser la prise en charge, ce qui implique de développer des structures de soins au plus près des lieux de vie des patients et l'intégration des dimensions de prévention, de soins et d'insertion dans une prise en

---

18. M. Jeager, *L'Articulation du sanitaire et du social*, Paris, Dunod, 2002, p. 37.

charge globale. Cette approche se traduit par un découpage du territoire français en petites aires géographiques dont est responsable une équipe de secteur, par la diversité de l'offre de soins proposée par un secteur qui associe des structures de prises en charge à temps complet mais également à temps partiel et en ambulatoire[19], et par une diversité des compétences, dans le cadre d'une équipe pluridisciplinaire. Une équipe de secteur est composée de psychiatres, d'infirmiers, de psychologues, de personnels sociaux et éducatifs, et de personnels de rééducation.

Progressivement, la sectorisation est devenue la colonne vertébrale de l'organisation des soins en psychiatrie. Un secteur de psychiatrie adulte représente en moyenne une population de 70 000 habitants, un secteur de psychiatrie infanto-juvénile a la responsabilité d'une population moyenne de 48 000 habitants de moins de vingt ans. Des secteurs de psychiatrie en milieu pénitentiaire, qui couvrent en moyenne une population pénale de 2 000 personnes, sont également créés[20]. Il existe, aujourd'hui en France, 829 secteurs de psychiatrie adulte, 321 de psychiatrie infanto-juvénile et 26 de psychiatrie en milieu pénitentiaire[21].

Le choix français de la sectorisation est en ceci original qu'il reprend les critiques sur l'enfermement des asiles, mais, au lieu de plaider pour leur suppression, il plaide en faveur de leur transformation et de leur ouverture. Les psychiatres français font leur critique des asiles, mais

---

19. Un arrêté du 14 mars 1986 détaille l'ensemble des équipements des secteurs de psychiatrie, qui se répartissent entre le centre médico-psychologique, lieu d'accueil et de consultation, centre du dispositif, les hôpitaux de jour, les centres d'accueil thérapeutiques à temps partiel, les ateliers thérapeutiques, les services d'hospitalisation à domicile, les unités d'hospitalisation à temps complet, les hôpitaux de nuit, les appartements thérapeutiques, les centres de postcure, les services de placement familial thérapeutique et les centres de crise.
20. Décret n° 86-602 du 14 mars 1986.
21. DRESS, « Bilan de la sectorisation psychiatrique », ministère de l'Emploi et de la Solidarité, coll. « Statistiques », n° 2, juin 2000, p. 36.

refusent de renier le passé, et c'est en partant de ces établissements qu'ils envisagent une réforme fondamentale du système de soins. Ils gardent du traitement moral la conception d'une prise en charge du malade dans sa trajectoire de soin qui ne se limite pas à donner, à un moment, dans un but thérapeutique. Ainsi, la psychiatrie continue de prendre en charge les patients même s'ils sont incurables ; son objet ne se limite pas à une simple démarche curative, mais comporte une dimension d'assistance des personnes souffrantes, dans une perspective humaniste et sociale.

La sectorisation apparaît comme une rupture par rapport aux asiles sur plusieurs points fondamentaux : les connaissances médicales et les traitements qui sous-tendent cette révolution, la mise en place d'équipes pluridisciplinaires au service des patients, la volonté de développer des services de proximité auprès de la population afin de faciliter l'accès aux soins plus précoces et de permettre les suivis ambulatoires pour faciliter autant que possible le maintien des patients dans un milieu de vie ordinaire. Surtout la sectorisation privilégie l'ouverture sur la communauté, le travail de prévention, d'insertion des patients et la promotion, dans ce but, de structures de prise en charge diversifiées : hospitalisation à temps complet, accueil dans des familles, hospitalisation à domicile, hospitalisation de jour, de nuit, création de structures souples, avec ou sans rendez-vous, dans le cadre des centres médicaux psychologiques (CMP), des centres d'accueil et de consultations gratuites ou des centres d'accueil et de traitement à temps partiel (CATTP).

Mais la continuité est évidente sur deux points essentiels : d'une part, le système de soins en psychiatrie garde un soubassement philosophique fort aux côtés des considérations médicales, en particulier la dimension assistancielle de la psychiatrie est préservée ; d'autre part, le psychiatre reste un médecin-organisateur-gestionnaire des soins.

Ce qui est mis en place, c'est de nouveau un dispositif de soin unique et identique pour l'ensemble de la population, quels que soient la pathologie ou le moment évolutif des troubles ; déjà au XIXe siècle, à un moment où le mouvement anglais, par exemple, proposait une séparation entre les patients aigus et les patients chroniques, la science aliéniste s'était refusée à fixer une limite temporelle au traitement et par là même à séparer les malades curables des malades incurables. Le secteur reprend ce principe : chaque secteur dispose d'une équipe pluridisciplinaire qui est censée traiter les patients aux différents stades évolutifs de sa maladie, mais refuse de penser des unités de soins spécifiées en fonction des pathologies ou des situations des patients afin de ne pas créer de médecine « à deux vitesses ». Ce n'est que dans les années 1990 que la notion d'unités intersectorielles, pour répondre à des situations ou à des populations particulières, voire pour mettre en œuvre des techniques de prise en charge spécifiques, sera développée, mais avec des mises en œuvre timides, toute tentative de créer des structures spécialisées pouvant être vécue par les tenants traditionnels du secteur comme un risque de ségrégation entre les patients « intéressants » et les patients « chroniques ».

Par ailleurs, la sectorisation conserve la conception du psychiatre gestionnaire des soins. Médecin, le psychiatre est aussi manager de son équipe, initiateur d'une politique en relation avec les collectivités territoriales. On retrouve dans l'histoire de la mise en place des secteurs les mêmes ingrédients que dans la construction des asiles. La réforme de la sectorisation a été pensée et voulue par les psychiatres. Ce n'est d'ailleurs qu'une circulaire[22] qui a porté les fondements de la sectorisation pendant près de vingt-cinq ans avant que la loi de 1985[23] apporte la caution législative à cette réforme fondamentale. Ce sont également les

---

22. Circulaire du 15 mars 1960.
23. Loi n° 85-772 du 25 juillet 1985.

psychiatres et leurs équipes qui ont conduit les changements, dans une atmosphère passionnée qui rappelle l'ardeur qui a poussé les psychiatres à se rendre en province plaider pour la création des asiles au cours du XIXe siècle. Quelques lignes sous la plume d'un acteur de cette réforme confirment cette dimension : « Le secteur fut un mythe et une épopée [...]. Un idéal commun a véritablement soudé l'action des soignants du "public" et lié, certes en les simplifiant, les théories diverses, voire divergentes. Ce fut une belle aventure, d'autant qu'elle fut en partie arrachée aux pouvoirs publics et bien mal assurée au départ par des textes réglementaires trop légers [...]. Les psychiatres se sont alors transformés en militants volontaristes, en véritables missionnaires laïcs. » L'auteur ajoute : « Il est facile d'imaginer qu'une génération eut alors l'impression que le soleil se levait avec elle : les camps, les clubs, les sorties de malades, les murs à abattre où concrètement médecins et infirmiers se sont même retrouvés la pioche à la main, les consultations dans les dispensaires antituberculeux, [...] les exposés d'information sous un préau d'école de campagne, les sonnettes tirées dans les mairies, tout cela était exaltant[24]. »

La continuité du positionnement des psychiatres est forte dans la conception de leur fonction. Tout se passe comme si l'une des conditions de la mise en œuvre de leur politique soignante était la mainmise sur les outils d'organisation des soins, comme si la coopération avec les pouvoirs publics ou, au niveau local, des administrateurs ou des directeurs d'hôpitaux n'apportait pas de plus-value. On observe même une certaine rivalité avec le pouvoir « administratif » lorsque, dans ce texte, l'auteur évoque le fait que cette révolution était « arrachée » aux pouvoirs publics. Le rôle du psychiatre dans

---

24. N. Horassius-Jarrie, « Histoire et évolution récente des institutions psychiatriques », *in* M. Reynaud et A. Lopez, *Évaluation et organisation des soins en psychiatrie*, Paris, Frison-Roche, 1994, p. 64.

le secteur dépasse donc très largement les fonctions d'un médecin chef de service hospitalier dans un établissement de soins. Dans un rapport remis au ministre de la Santé en 1982, il était d'ailleurs proposé que les secteurs de psychiatrie acquièrent une personnalité morale. Cela revenait non pas à ouvrir de nouveaux asiles, mais à créer de petits établissements, ouverts sur la cité, en charge de mener la politique de prévention, de prise en charge et d'insertion des patients, sur un territoire donné, établissement public autonome dirigé par un psychiatre[25].

On est surpris non pas tant par la position forte des psychiatres que par le retrait des pouvoirs publics. Certes, ils ont accompagné les changements mais avec retard, comme si les responsables de la mise en œuvre de ces politiques étaient davantage les psychiatres. On observe d'ailleurs que ces deux réformes, la création des asiles et la sectorisation, ont été menées imparfaitement et avec beaucoup de retard. Alors que la loi de 1838 prévoyait la création d'un asile par département, seuls quarante départements sur quatre-vingt-huit bénéficiaient de tels établissements spécialisés en 1874. Les autres s'étaient saisis des possibilités offertes par la loi de passer convention avec des établissements publics de départements voisins ou avec des établissements privés, voire des hôpitaux généraux en créant des sections spécialisées. Quelles que soient les raisons de ces aménagements, notamment budgétaires, la non-application de la loi dans des délais adaptés pose la question de sa pertinence dans le cadre d'une mise en œuvre tardive et a été à juste titre dénoncée : « Durant la période où les asiles auraient correspondu à la théorisation d'ensemble, ils n'existaient presque pas et lorsqu'on les édifie réellement, ils sont devenus de plus en plus obsolètes et on doit pratiquer une clinique et une thérapeutique en contradiction avec les moyens effectifs de les mettre,

---

25. Rapport Demay, 1982.

l'une et l'autre, en œuvre[26]. » Un calendrier semblable, bien que plus resserré, s'est reproduit avec la sectorisation. Alors que les fondements étaient pensés dans les années 1950, une circulaire a été publiée en 1960, mais la première loi instaurant la sectorisation n'a été votée qu'en 1985. Dans les faits, le développement effectif des équipements de la sectorisation n'a été que très progressif. Ainsi, plus de quarante ans plus tard, le constat que la sectorisation n'est pas achevée est général. Mais les termes du débat sont alors faussés. Les psychiatres qui ont œuvré pour la sectorisation sont tentés de plaider pour que celle-ci soit enfin mise en œuvre, d'attribuer les dysfonctionnements aux manques induits par le non-respect des textes et de l'esprit de la réforme, et de proposer d'achever cette réforme avant d'en penser une autre. Parallèlement, le contexte de la demande et des pratiques est très différent, et les réponses ne peuvent faire abstraction de ces évolutions. Il ressort ainsi de cette inégale implication des psychiatres d'une part et des pouvoirs publics d'autre part dans l'organisation des soins en psychiatrie des retards qui font perdre de leur pertinence aux actions menées et une méfiance des psychiatres vis-à-vis des pouvoirs publics. Tout en revendiquant une place prépondérante dans la décision et la mise en œuvre de l'organisation des soins, les psychiatres leur reprochent de ne pas tenir leur place.

Ce positionnement ambigu des pouvoirs publics et des psychiatres est confirmé par l'analyse des rapports demandés par les ministres de la Santé successifs sur l'évolution de l'organisation des soins en psychiatrie. On est frappé à la fois par l'approche politique et gestionnaire des auteurs et par l'absence pratiquement totale de référence à toute considération psychopathologique. En s'appropriant le champ de l'organisation et de la gestion, les psychiatres s'éloignent de leurs compétences propres.

---

26. G. Lantéri-Laura, *op. cit.*, p. 244.

Mais une organisation des soins qui n'est pas portée par un projet médical perd de sa force. De fait, les rapports oscillent entre des considérations générales, souvent fondées sur des options politiques et des propositions d'évolution d'équipements, décrites de façon détaillée, sans que les arguments médicaux ni que les éléments de gestion adaptés donnent le corps suffisant aux propositions pour en faire un support de débat.

À la lecture de ces rapports, les points importants de la psychiatrie semblent être le nombre de lits, le nombre de structures extra-hospitalières, le lieu de rattachement des secteurs (centre hospitalier général ou centres hospitaliers spécialisés) sans que les « techniques » de soins (quelles psychothérapies ? quel usage des médicaments ? quels effets engendre l'hospitalisation ?) ne fassent l'objet d'analyses critiques, d'explications, de rappels sur les évolutions récentes, d'anticipation sur les évolutions probables. Dans une discipline réputée pour ses « querelles d'écoles », on s'attendrait pourtant à un débat sur la pertinence de tel ou tel mode de prise en charge selon les pathologies ou le moment évolutif du trouble. Tout se passe au contraire comme si les prises en charge en hospitalisation ou en consultation étaient identiques, ou du moins comme si les fondements théoriques des pratiques n'avaient aucune incidence sur l'organisation des soins.

L'analyse de la mise en place du « traitement moral » puis de la sectorisation a montré comment ces positionnements se sont noués. Le fait qu'ils aient perduré aussi longtemps peut s'expliquer en partie par cette force de l'histoire qui a créé des comportements, des attachements, parfois plus affectifs que pensés en fonction de contextes présents. Il s'explique aussi par les avantages pour les psychiatres comme pour les pouvoirs publics de maintenir un certain flou dans les limites de la discipline et par le manque d'outils de gestion adaptés qui explique le retrait relatif des professionnels de l'organisation des soins.

Cet équilibre est cependant radicalement remis en question par l'explosion de la demande et par la diversification de l'offre, dans laquelle le secteur public, qui porte cette tradition de psychiatre philosophe-homme politique, perd sa position hégémonique et par les contraintes budgétaires qui imposent de penser différemment la gestion de la santé mentale. De nouveaux rapports devront se nouer entre psychiatres et pouvoirs publics pour penser une organisation des soins diversifiée, fondée sur des projets soignants, susceptible de développer ses propres outils d'évaluation.

LA PSYCHIATRIE, UNE DISCIPLINE
AUX CONTOURS FLOUS ?

La définition des contours de la psychiatrie pose question, du fait de la nature même de la discipline qui prend en compte le sujet, qui vise autant une amélioration de la vie des patients qu'une guérison. Les épidémiologistes, soucieux d'évaluer les besoins de la population, décomposent la santé mentale en trois axes : l'axe santé/maladie, qui recouvre des situations pathologiques très diverses, l'axe bien-être/détresse psychologique et l'axe du fonctionnement social[27]. Cette définition elle-même, pourtant élaborée dans un souci d'opérationnalité, montre combien les limites peuvent être floues et prêtent à des interprétations plus ou moins extensives. Cependant, ce n'est pas parce que la santé mentale prend en compte les différentes dimensions du sujet qu'il n'est pas possible de différencier les prises en charge soignantes, les collaborations indispensables entre les équipes du sanitaire et les professionnels de l'Éducation nationale, de la Justice ou les tra-

---

27. Voir sur ce point V. Kovess, A. Lesage, B. Boisguérin, L. Fournier, A. Lopez et A. Ouellet, *Planification et évaluation des besoins en santé mentale*, Paris, Flammarion, « Médecine-Sciences », 2001.

vailleurs sociaux, et le rôle d'expert pour lequel le psychiatre peut être sollicité. Le maintien d'un certain flou des contours de la psychiatrie ou de la santé mentale n'est pas irréductible à tout effort de clarification. Mais cette démarche supposerait d'une part que les motifs de recours à la psychiatrie soient mieux explicités et risquerait d'autre part de mettre en question le rôle politique du psychiatre.

L'explosion de la demande en psychiatrie ne peut être dissociée de la crise économique des années 1970, d'une remise en cause des piliers de l'organisation sociale, comme la famille, ou les réseaux de voisinage, et de l'augmentation des situations de détresse économique. De nombreuses études ont confirmé la vulnérabilité plus grande aux pathologies mentales des populations en situation de grande précarité sociale ou des personnes isolées. Une certaine confusion s'est cependant installée entre la dimension de prévention et d'insertion contenue dans la politique de secteur qui se déployait dans les années 1970, et la frontière entre ce qui relevait à juste titre d'un recours aux équipes de psychiatrie et ce qui reste de la responsabilité de la société, c'est-à-dire la définition de mesures politiques au niveau national comme au niveau local pour lutter contre les effets de mesures économiques et sociales qui fragilisent certaines populations. Ainsi, la prévention de la violence dans les banlieues défavorisées peut certes induire des coopérations dans le cadre de la mise en œuvre de politiques de la ville ou d'éducation sanitaire, entre les représentants des collectivités territoriales et les équipes de psychiatrie, mais il s'agit bien de coopération dans un domaine où la responsabilité reste aux politiques. Pourtant, dans les faits, on observe des situations très différentes entre des collectivités territoriales, particulièrement touchées par la crise économique, qui définissent elles-mêmes des politiques de santé publique dans la dynamique de leur politique locale et qui, dans ce cadre, saisissent régulièrement les équipes de psychiatrie comme des experts, et des collectivités territoriales qui laissent la responsabilité de ce type d'action politique aux équipes de secteur.

De nombreux exemples similaires pourraient être pris dans le domaine de la justice, où le recours à l'expert équivaut souvent à un véritable transfert de responsabilité. Concernant le domaine judiciaire en particulier, les limites entre le champ de l'expertise, celui de l'intervention morale ou encore celui de la protection de la société deviennent de plus en plus confuses. La récente tuerie au conseil municipal de Nanterre et la médiatisation qui en a été faite ont mis en question à la fois le fait qu'une personne ayant un passé psychiatrique avait pu acquérir une arme à feu, mais a également posé la question de la non-intervention des psychiatres de façon préventive. Pourquoi l'auteur des faits n'avait-il pas été hospitalisé, si besoin contre son gré, avant cet événement, alors qu'il présentait déjà des troubles du comportement ?

Sur la question des relations entre psychiatrie et justice, un consensus semble exister au sein de la communauté des psychiatres pour poser sans ambiguïté la responsabilité des uns et des autres. En 1994, l'Association nationale des présidents et vice-présidents des commissions médicales d'établissement des centres hospitaliers de psychiatrie consacre une part importante de sa réflexion à l'avenir de la psychiatrie et apporte une réponse claire, qui resitue l'action du psychiatre dans une intervention individuelle thérapeutique de long terme. Le psychiatre n'a pas à intervenir dans une optique morale de défense ou de sanction des accusés. Le psychiatre est un expert, mais c'est la société qui doit définir les principes qui guident son action. « Que la justice tienne compte, ou non, de l'état mental d'un justiciable dans l'évaluation de son jugement est du ressort de la réflexion judiciaire[28] » ; de même, les psychiatres rappellent que les

---

28. Association nationale des présidents et vice-présidents des commissions médicales d'établissements des centres hospitaliers de psychiatrie, « De la psychiatrie », *Les Bulletins d'information spécialisés*, Nantes, 1994, p. 29.

situations difficiles, qui mettent en cause la vie elle-même et le droit de chacun à décider ou non de mourir, tels le suicide (qui ne recouvre pas que des situations pathologiques), le droit à l'euthanasie, la grève de la faim, méritent « une réflexion éthique du Corps social [...] dans le sens à donner à ces comportements : manifestation de liberté lucide et responsable dans certains cas, et qu'il convient de respecter, signe d'aliénation ou de sujétion dans d'autres, pouvant justifier la contrainte[29] ».

Sur la question des relations entre le sanitaire et le social en revanche, la position des psychiatres est plus difficile à percevoir de façon globale. En affirmant une position qui serait uniquement soignante, même en y incluant la dimension de prévention comprise dans la démarche en psychiatrie, certains psychiatres craignent de voir remettre en cause, au moins dans le symbole, le rôle plus politique des psychiatres. De ce point de vue en effet, la sectorisation n'était pas neutre. Elle reprenait une tradition qui, en affirmant le respect de la dimension assistancielle de la psychiatrie et en positionnant le psychiatre comme organisateur des soins, avec une responsabilité sur la santé mentale de la population de son secteur, ouvrait la porte à des conceptions différentes de la place de la psychiatrie et du psychiatre. Dans les faits d'ailleurs, les pratiques des équipes de secteur sont très différentes. Au-delà d'une affirmation du respect du psycho-bio-social intégratif, chaque secteur a une identité qui tient au contexte local comme au choix théorique des psychiatres. Ainsi, certains secteurs ont développé une approche plus sociale que d'autres.

Le rapport remis au ministre de la Santé en 2001, écrit par des tenants d'une implication forte des psychiatres dans les politiques sociales locales, a de nouveau pointé les divergences entre psychiatres sur cette question. Cette position « politique » qui contribue à ouvrir le champ de la santé mentale entretient un certain malaise dans la communauté

---

29. *Ibid.*, p. 31.

psychiatrique, sur une définition dont elle craint les ouvertures possibles, et a réactualisé des craintes déjà exprimées par le passé. La question est bien celle des relations entre le sanitaire et le social, et des limites de la prévention. Si une certaine unanimité semble se faire pour accepter le terme de santé mentale ou accepter le fait que parler de psychiatrie implique de penser une politique de prévention, la définition de la prévention et de la responsabilité des psychiatres dans la prévention doit être posée plus clairement.

Dans les faits, ne pas trancher sur les limites de l'intervention sociale, c'est éviter de mettre en question l'intérêt des pratiques de soins différentes, de porter le débat sur la spécificité du psychiatre par rapport aux autres professionnels. Dans ce cadre un peu flou, chacun peut conserver la pratique qui lui paraît la plus pertinente, en fonction de ses propres options sur la place du psychiatre dans la société, sur sa conception de sa mission guidée par une approche médicale ou une approche davantage philosophique ou politique.

Une certaine imprécision a pu ainsi servir à la fois les pouvoirs publics en difficulté et éviter aux psychiatres de trancher certaines options fondamentales, constitutive de l'histoire et de l'identité de la discipline.

Mais ce consensus éclate aujourd'hui. L'inconfort pour les psychiatres d'une définition trop imprécise de leur discipline est désormais dénoncé comme une des origines de la crise. Récemment, *Le Livre blanc*, écrit sous la coordination de la Fédération française de la psychiatrie, a repris cette thématique, soulignant la situation conflictuelle induite par les oppositions entre la mission d'assistance auprès des patients et la mission de protection de la société[30]. Les états généraux de la psychiatrie, qui se sont déroulés en mai 2003 sur le thème de « la psychiatrie en crise » ont

---

30. N. Horassius et J.-J. Kress, « Éthique et psychiatrie », *in* Fédération française de psychiatrie, *Le Livre blanc de la psychiatrie*, Paris, John Libbey, 2003, p. 173-192.

repris ce débat et souligné l'urgence pour la psychiatrie de définir son propre champ. On pourrait multiplier les exemples de la manifestation de cette inquiétude et de la demande que la société assume sa part de responsabilité dans les conséquences des décisions juridiques, économiques ou politiques de tous ordres. Chaque fois, on perçoit la crainte des psychiatres que leur champ soit défini par les pouvoirs publics, sur des considérations qui ne seraient pas légitimes à leurs yeux et qui seraient guidées par des considérations éventuellement contradictoires, qui peuvent être essentiellement économiques, avec alors une volonté d'assimilation trop rapide de la psychiatrie aux autres disciplines médicales ou au contraire essentiellement politiques avec une dimension « sociale » très extensive, qui implique son intervention dans des problèmes généraux de la société et sur le sujet spécifique de la précarité.

Ces discours sur les limites de la discipline sont essentiels. Leur caractère récurrent montre que les psychiatres changent. Si cette évolution se confirme, les conditions seront alors réunies pour que la définition globale des limites de la santé mentale soit élaborée à partir d'une rencontre entre des demandes des pouvoirs publics, représentant les demandes de la société et les priorités définies par les politiques pour y répondre, et des positions de la communauté psychiatrique à partir de ce qui fonde sa spécificité et sa véritable légitimité, c'est-à-dire sa pratique clinique. Le fait que les débats ont jusqu'ici occulté la connaissance de l'évolution des pratiques cliniques a placé les psychiatres dans une position délicate pour défendre leur spécificité et c'est bien ce qui émerge des prises de paroles récentes de la communauté psychiatrique.

Une telle évolution n'est cependant possible que si les deux parties évoluent, c'est-à-dire si les pouvoirs publics acceptent, eux aussi, de changer de position.

De la même façon que les psychiatres souhaitent désormais une clarification de leur discipline, les pouvoirs publics ne peuvent plus se satisfaire du flou qui entoure la notion de la santé mentale et ne permet pas de penser des outils de gestion adaptés. L'inadéquation de la gestion de l'organisation des soins en santé mentale a été mise en lumière par l'explosion de la demande, qui ne trouve pas de réponse adaptée, comme par les contraintes budgétaires qui impliquent que des choix et des priorités soient définis sur la base d'éléments fiables de connaissance des dépenses en psychiatrie, permettant une anticipation de leur évolution. La Cour des comptes a repris ses critiques de façon sévère dans des rapports récents[31].

Deux grands chantiers sont désormais indispensables. Les psychiatres doivent s'approprier le débat sur les pratiques de soins en psychiatrie et démontrer que leur diversité est bien un atout de la discipline qui devrait contribuer à sa crédibilité. Ce n'est que sur cette base que le projet de soins pourra véritablement servir de fondement aux réflexions sur l'organisation des soins. Parallèlement, les pouvoirs publics et les gestionnaires doivent définir des outils de gestion propres à la psychiatrie, dont les caractéristiques sont spécifiques et ne permettent pas, sur de nombreux points, une assimilation des outils de gestion utilisés pour les autres disciplines médicales.

QUELS OUTILS DE GESTION
POUR LA PSYCHIATRIE

Disposer d'outils de gestion adéquats, c'est pouvoir organiser l'offre de soins de façon à répondre aux besoins jugés légitimes, c'est définir le budget affecté à la psychiatrie au niveau national en fonction des objectifs explicites et le répartir, au niveau local, entre les différents représentants de l'offre de soins, de façon adaptée. Développer des outils de planification, d'analyse de l'offre et de la demande, d'accompagnement des évolutions, d'évaluation

---

31. Rapport de la Cour des comptes, *op. cit.*

et de contrôle des activités effectuées ne résulte pas d'une compétence autonome de gestionnaire, mais suppose une entente préalable sur l'objet étudié, une connaissance des techniques utilisées par les professionnels du soin.

Compte tenu de l'histoire de la psychiatrie, de la position politique et gestionnaire des psychiatres, du retrait relatif des pouvoirs publics, il n'est pas étonnant que la politique d'organisation des soins en santé mentale soit un terrain semé d'embûches, sur lequel un jugement extérieur peut être sévère.

Les conditions de la négociation entre les différentes parties sont difficiles. Sur un plan relationnel et avant même que l'objet de fond soit abordé, l'image et la position des psychiatres mettent leur interlocuteur dans une position difficile. Le débat des années 1960 sur la place du psychiatre, bon ou mauvais, élément normatif au service de la bourgeoisie ou représentant de l'humanisme permettant l'intégration des plus démunis dans la société, a été transformé par l'instauration du secteur. Le psychiatre apparaît désormais comme celui qui se bat pour l'intégration des patients les plus en difficulté, comme celui qui lutte contre l'exclusion dans une société de moins en moins protectrice. Il a donc acquis une position morale, liée à sa double fonction de médecin et d'acteur engagé dans une politique sociale généreuse, qu'il peut parfois trop aisément opposer à une conception gestionnaire. Il a également une « assise historique » comme acteur de l'organisation des soins, qui l'oppose en cela à la « jeunesse » des directeurs d'hôpitaux par exemple. Par ailleurs, Michel Foucault a décrit le couple mythique que forment le psychiatre et le fou, déjà porté par l'isolement au sein des asiles, dans lesquels le psychiatre est le seul qui paraît capable de cerner la folie, voire de la guérir. Plus récemment, dans le cadre de la cure psychanalytique et du transfert, le psychiatre occupe de nouveau une position étrange pour le profane, sorte de confesseur-guérisseur. Cela explique que négocier avec des psychiatres pose les relations de façon spécifique. Le psychiatre, par sa connaissance de l'humain, intimide. Par ailleurs, son positionnement d'organisateur de soins et le fait qu'il en revendique la légitimité faussent le débat, d'autant que la psychiatrie pose des problèmes « insolubles » en termes de gestion en affirmant le caractère thérapeutique de l'institution, qui n'est d'ailleurs pas contesté mais qui, en soi, enlève de leur légitimité aux « administratifs ». Cette position, particulière pour un médecin, le place dans une position spécifique dans le cadre de négociations sur l'organisation des soins, et a pu et peut toujours, dans une certaine mesure, perturber les repères habituels de leurs interlocuteurs. Cette approche relationnelle de la difficulté posée par la psychiatrie dans le domaine de la gestion ne doit pas être négligée, même si d'autres facteurs, plus objectifs, existent également.

Le système d'information est un bon indicateur de la pertinence du système de gestion. C'est lui qui a le plus évolué au cours des vingt dernières années dans le monde hospitalier, pour prendre peu à peu sa place d'outil de gestion indispensable à la prise de décision pour les autres disciplines médicales. Analyser les causes de son échec, en psychiatrie, permet de voir de nouveau à l'œuvre les effets d'une inégale implication des psychiatres et des pouvoirs publics dans les réformes, et d'un manque de cohérence du discours psychiatrique sur les pratiques médicales[32].

---

32. C'est d'ailleurs sur la défaillance du système d'information que la Cour des comptes, dans son rapport déjà cité, a particulièrement insisté, regrettant qu'aucune évolution ne soit véritablement perceptible depuis dix ans, malgré la volonté affichée du ministère : « Répondant en 1988 aux précédentes observations de la Cour, le ministre chargé de la Santé indiquait : "La direction des hôpitaux et la direction générale de la santé travaillent depuis 1985 à la mise au point d'un système d'information permettant d'améliorer la connaissance de l'activité des équipes de secteurs et des établissements ayant une activité de psychiatrie (centres hospitaliers spécialisés et centres hospitaliers généraux), dans leur mission intra ou extra-hospitalière, et de mettre au point des indicateurs d'analyse de gestion adaptés à l'appréhension de l'activité extra-hospitalière qui est aujourd'hui mal connue." La Cour constate que la situation, plus de dix ans après, n'a pas évolué, malgré les affirmations de l'administration », 2000, p. 414.

De façon générale, la santé pose des questions très spécifiques en termes de connaissance et d'anticipation de la demande. Les principales difficultés, bien connues, résident en particulier dans l'impossibilité d'agir de façon directe sur la demande de soins des patients. La demande de soins résulte en effet de facteurs objectifs mais également d'éléments plus personnels, tels que la tolérance à la souffrance, la perception des troubles, la confiance dans le système de soins... Les politiques d'éducation sanitaire et de prévention tentent de contenir le développement des maladies et donc de la demande par la réduction des comportements à risque ou le développement d'examens précoces de dépistage. Elles ne suffisent cependant pas à anticiper l'évolution de la demande de façon satisfaisante, en particulier en matière de santé mentale. La connaissance de la demande et de son évolution se heurte à des difficultés dans son expression même. Celle-ci est en effet l'aboutissement d'une démarche complexe qui intègre de multiples facteurs. Le contexte économique et social influe sur l'état psychique, le recours aux soins varie en fonction de considérations sur le caractère plus ou moins stigmatisant de la psychiatrie, en fonction de la capacité à accepter cette maladie, capacité du patient lui-même, mais aussi de son environnement social proche. Le rôle de figures d'autorité que peuvent être les médecins généralistes ou les travailleurs sociaux est également important.

Si, de façon générale, la définition des besoins de soins et de la demande pose problème dans le domaine sanitaire, cette question est bien plus épineuse en matière de psychiatrie. Malgré quelques études en population générale ou sur des populations spécifiques, la démarche épidémiologique ne peut, pour l'instant, prétendre orienter l'analyse de la demande de façon suffisante. Une autre approche, plus sûre et couramment utilisée pour aborder la connaissance des besoins de soins, consiste alors à analyser l'activité réellement effectuée. La première difficulté réside alors dans la césure qui existe entre l'analyse de l'activité libérale et celle apportée par les systèmes d'information hospitaliers. Les données recueillies, différentes, ne permettent pas une approche globale du service rendu par les acteurs sanitaires.

Qu'il s'agisse de l'offre libérale ou de l'offre hospitalière, la psychiatrie est confrontée, d'une part, à des difficultés rencontrées dans les autres disciplines sanitaires et, d'autre part, à des problèmes très spécifiques.

La connaissance de l'offre libérale pose immédiatement problème puisqu'une partie échappe à toute analyse, celle qui ne fait l'objet d'aucun remboursement et qui est effectuée par les psychologues cliniciens et les psychothérapeutes, de formations très diverses. Le fait qu'ils ne soient pas reconnus par l'assurance maladie signifie, en principe, qu'il ne s'agit pas d'une activité de soins ; cependant, une approche même superficielle de la clientèle de ces professionnels montre à l'évidence que la frontière n'est pas aussi claire. En particulier, la population d'adolescents en difficulté est volontiers adressée, en première intention, vers des psychologues. On ne dispose pourtant actuellement d'aucune information précise sur le nombre de personnes suivies dans ce cadre ni sur le type de la demande à laquelle ces psychothérapeutes répondent.

Du côté des professionnels dont l'activité fait l'objet d'un remboursement, la difficulté reste grande. La connaissance de l'activité par l'assurance maladie permet trois approches : la spécialité des médecins, le nombre de consultations et la prescription de médicaments. Aucune de ces approches n'est réellement appropriée à une connaissance de l'activité psychiatrique. La spécialisation de « psychiatre » ne recouvre pas l'ensemble des patients suivis pour des troubles psychiques. Le rôle du médecin généraliste ou du pédiatre en particulier ne doit pas être sousestimé. Différentes études sur l'activité des généralistes indiquent en effet que 25 % environ de leurs consultations concerneraient la prise en charge de troubles psychiques.

L'analyse de l'activité libérale ne permet donc pas de connaître véritablement les populations suivies pour troubles psychiatriques, ni leur nombre, ni le type de prise en charge effectuée.

L'offre de soins institutionnelle (établissements de soins publics ou privés, spécialisés ou généraux) n'apporte pas non plus une bonne connaissance de l'offre réelle de soins et de l'activité. La psychiatrie est ici dans une situation tout à fait spécifique par rapport aux autres disciplines qui disposent, elles, depuis le début des années 1990, d'un outil qui permet de connaître pour chaque patient pris en charge, outre des données concernant son sexe et son âge, des informations sur le type de pathologies traitées, sur les éventuelles comorbidités, et sur les actes diagnostiques et thérapeutiques pratiqués. Ce système, connu sous le nom de Programme de médicalisation des systèmes d'information (PMSI), qui permet de comparer les coûts de prises en charge entre établissements pour des séjours réputés homogènes, constitue à la fois un outil d'allocation budgétaire, de connaissance de l'activité et de réflexion dans l'élaboration des différents schémas d'orientation, et de planification de l'offre de soins.

Ce n'est pas un hasard si la psychiatrie ne dispose pas d'outil d'analyse équivalent. Le positionnement des acteurs, tel qu'il a été réaffirmé, a en effet joué un rôle très important dans la structuration du système d'information en psychiatrie. D'une part, il a été porté par les psychiatres eux-mêmes, sans participation réelle des gestionnaires à leur mise en œuvre et à leur contrôle sur le terrain. D'autre part, il a été porté par les psychiatres qui étaient traditionnellement les interlocuteurs des pouvoirs publics, c'est-à-dire les psychiatres de secteur, laissant de côté une partie importante de l'activité. Dans les faits, la psychiatrie dispose aujourd'hui et depuis 1985, d'un système d'information partiel, peu utilisé au niveau local puisque aucun contrôle ne permet de garantir la qualité des données au sein d'un établissement et encore moins entre établissements, et peu utilisé au niveau national dans la mesure où la plupart des informations concernant le patient ne sont pas transmises au ministère. Ce système d'information est exemplaire des inconvénients d'un manque de collaboration entre les psychiatres et les pouvoirs publics au niveau national ou, au niveau local, les directeurs d'établissement. Avant même les autres disciplines sanitaires, la psychiatrie avait mis en place un recueil d'informations riche, composé de données sur l'activité des équipes de secteur et d'informations sur les personnes suivies. Mais, alors que les systèmes d'information dans les centres hospitaliers généraux et universitaires sont des systèmes partagés, dont le directeur est responsable, et qui bénéficient de la compétence de médecins spécialistes de l'information médicale, celui de la psychiatrie était un « rapport annuel de secteur », dont chaque psychiatre chef de secteur était responsable. De ce fait, ce recueil d'information n'a pas bénéficié d'une politique de mise en œuvre cohérente, qui aurait seule permis une informatisation et un contrôle de la qualité des données et des procédures d'anonymisation des informations concernant les patients. Ce n'est que dans ces conditions qu'une utilisation des données dans un cadre plus large que celui de chaque service hospitalier aurait été possible. Enfin, ce système d'information n'a pas concerné l'activité non sectorisée et ne donne donc qu'une vision partielle de l'activité de la psychiatrie. L'étude de l'Île-de-France montre par exemple que, sur 13 856 lits et places en psychiatrie générale, 3 970 sont non sectorisés, soit près de 29 % du total en hospitalisation complète et partielle de la région. C'est donc plus d'un quart des lits qui échappe à une analyse dans le cadre d'un système d'information généralisé et fiable.

Au total, ce système d'information reflète un contexte de coopération et de confiance insuffisant entre les psychiatres et les directeurs d'établissements et les pouvoirs publics.

C'est donc fort logiquement sur la défaillance du système d'information que la Cour des comptes, dans un rapport de 2000, a particulièrement insisté, regrettant qu'aucune évolution ne soit véritablement perceptible depuis dix ans, malgré la volonté affichée du ministère[33].

Le parallèle avec la mise en place des asiles et de la sectorisation est évident. De nouveau, une application d'une réforme fondamentale a été effectuée de façon partielle. Une nouvelle fois, un décalage de calendrier a fait perdre de sa pertinence à une réforme importante. En effet, les « rapports annuels de secteurs » ont été mis en œuvre peu de temps avant que la France n'adopte son nouveau système d'information hospitalier, le Programme de médicalisation des systèmes d'information (PMSI), qui liait une analyse de l'activité et des coûts, pour les autres disciplines médicales. Dans les faits, avant même que toutes les analyses potentielles des rapports annuels de secteurs et les voies d'amélioration soient étudiées, ce système d'information était déjà obsolète, et des travaux étaient menés pour en appliquer un nouveau à l'ensemble de la psychiatrie qui puisse être à la fois un système de description de l'activité et d'aide à la décision en matière d'allocation des ressources entre établissements, à l'instar de ce qui était mis en place dans les autres disciplines.

Mais cette deuxième voie de réflexion se heurte à la difficulté d'une analyse fondée sur les pratiques et pas seulement sur une connaissance des structures et des équipements, dans une discipline qui n'apporte pas cette approche sur ses pratiques de soins. En effet, le PMSI, retenu pour les autres disciplines, suppose qu'en fonction d'un diagnostic et d'actes pratiqués pour un patient la durée et le coût de l'hospitalisation puissent être anticipés. Par exemple, dans le cas d'un patient opéré pour une cataracte, le déroulement du séjour et les modalités de prise en charge peuvent être anticipés et comparés d'un établissement à l'autre. Cela suppose donc que les pratiques de soins sont connues, qu'elles ont fait l'objet de débats et de consensus des représentants de la discipline. Cette logique

---

33. *Cf.* note 32, p. 44.

interpelle la psychiatrie au cœur de ses difficultés pour mieux expliciter ses pratiques de soins. Faute d'un tel débat susceptible de servir de support au système d'information mis en place, toute comparaison entre établissements devient l'objet de craintes sur les conclusions qui en seront tirées, sur le fait que telle ou telle pratique pourrait être favorisée, alors qu'aucun consensus médical ne l'a validée. Faute d'une assise médicale suffisante, les psychiatres craignent que cet outil influe sur les modes de prise en charge des patients et soit un élément d'assimilation de la psychiatrie aux autres disciplines médicales qui nie sa tradition assistancielle.

Cela explique qu'après plus de dix ans de travaux le PMSI en psychiatrie fasse seulement l'objet d'une expérimentation. On se trouve typiquement dans la situation où l'adaptation d'un outil de gestion n'est pas possible sans débats préalables des psychiatres sur leurs pratiques et sans un travail de coopération suivi entre ces derniers et les pouvoirs publics pour adopter un système d'information évolutif.

L'analyse de l'inadaptation des outils de gestion en psychiatrie souligne de nouveau la nécessité de partir des pratiques soignantes et d'une collaboration étroite entre les psychiatres et les pouvoirs publics pour définir ensemble un objet commun et les moyens d'en rendre compte. Faute d'un tel travail et d'une implication de chacun dans un projet partagé (les rapports annuels de secteurs sont désormais surtout soutenus par les psychiatres, alors que le PMSI est porté par les gestionnaires), c'est-à-dire faute d'un réel changement de position des psychiatres et des pouvoirs publics, les outils de gestion de la psychiatrie restent des outils statiques, qui cherchent à compenser par un encadrement des équipements, le manque de connaissance sur les pratiques de soins.

Ainsi, l'offre de soins en santé mentale est aujourd'hui décrite à travers un nombre d'établissements, de lits, d'équipements de prises en charge à temps partiel, d'horaires d'ouverture, qui retracent l'évolution des structures, ou par un nombre d'entrées, de journées, de professionnels en exercice ou des durées moyennes de séjour. Des définitions de plus en plus précises sont données sur les spécificités et les conditions d'ouverture des différents équipements. Mais ces données restent, sur le fond de la discipline, d'une grande pauvreté et autorisent de multiples interprétations qui alimentent la méfiance entre psychiatres et pouvoirs publics.

L'INADÉQUATION DES OUTILS DE GESTION ACTUELS EST UN CONSTAT PARTAGÉ

Non seulement l'attention portée à la définition des équipements et à l'encadrement de la planification n'a pas eu les effets attendus, malgré des évolutions importantes de l'offre de soins, mais, surtout, cette approche a contribué à biaiser les discussions. En effet, le langage commun aux psychiatres et aux pouvoirs publics est celui des structures et des équipements. Mais, derrière les mots et les projets, chacun poursuit des objectifs qui ne sont pas discutés sur le fond. Des raccourcis un peu rapides sont ainsi retenus : le rattachement à l'hôpital général ou à un centre hospitalier spécialisé des secteurs de psychiatrie devient le témoin de la proximité plus ou moins grande de l'accès au soin, celle-ci étant elle-même le critère par défaut de la mise en place d'une politique de prévention[34]. Le nombre de lits de prise en charge à temps complet par rapport au développement des structures de prise en charge à temps partiel devient le signe d'une politique de soins dynamique ou non. Ces raccourcis sont ainsi sans doute en partie à l'origine de la carence désormais unanimement dénoncée de lits de psychiatrie pour les enfants et adolescents. À un moment où l'enjeu principal était la diminution du nombre de lits dans les centres hospitaliers spécialisés en

---

34. Rapport de la Cour des comptes, *op. cit.*

particulier, ouvrir des lits pour certains patients, même aussi bien identifiés que la population des enfants et adolescents, était difficile.

L'exemple de la façon dont le rapport Massé[35] a été reçu témoigne de la réduction qu'opère une approche par les équipements et du manque de pertinence d'apporter des solutions en termes de structures à des problèmes qui mériteraient des vraies réflexions psychopathologiques sur les besoins des patients et les outils thérapeutiques disponibles.

Depuis les années 1980, le développement de la psychiatrie à l'hôpital général se faisait timidement. Il était pensé à la fois comme le signe d'une déstigmatisation de la psychiatrie, d'une capacité à mieux prendre en charge des patients hospitalisés dans des services somatiques, qui avaient également besoin de soins psychiatriques, et comme le témoignage d'une proximité plus grande des lieux de soins pour les patients. Cette intégration se faisait difficilement du fait d'une certaine réticence des équipes de psychiatrie et d'une crainte des équipes des hôpitaux généraux face à l'accueil de « malades mentaux » et de cette médecine particulière. C'est dans ce contexte qu'est paru le rapport Massé, commandé par le ministère de la Santé sur « le développement de la psychiatrie à l'hôpital général, dans la perspective d'une meilleure intégration de la santé mentale au système général de santé ». La publication de ce rapport, pourtant modéré, a suscité des réactions passionnées, avec de fervents partisans et des détracteurs virulents. Anne Depaigne, sociologue, a montré comment cette évolution de structures était en fait, pour ses partisans comme pour ses détracteurs, un moyen de poursuivre d'autres objectifs.

L'intégration de la psychiatrie dans les centres hospitaliers généraux prend aussi du sens dans l'histoire de la rivalité entre psychiatres et directeurs pour la direction des hôpitaux. La gestion administrative par les directeurs dans

---

35. Rapport Massé, ministère de l'Emploi et de la Solidarité, 1992.

les centres hospitaliers universitaires et généraux est en effet mieux reconnue que dans les centres hospitaliers spécialisés dont certains avaient encore, dans les faits et jusqu'en 1974, une direction médicale. Cette position favorable à l'intégration des secteurs dans les hôpitaux généraux du corps de direction relèverait donc, au moins en partie, « d'une stratégie de défense professionnelle, qui vise à modifier la structure du capital spécifique au sein du champ de l'administration hospitalière[36] ». On retrouverait ici des séquelles de la concurrence entre psychiatres et administratifs amorcée par l'aliénisme du début du XIXe siècle, question qui traverse toute l'histoire de l'organisation des soins en France, mais particulièrement de celle de la psychiatrie. En effet, si la question du directeur administratif a été réglée sur le plan légal par la loi de 1968 qui donne au directeur d'hôpital la plénitude de ses fonctions, cette légalité ne lui a pas donné sa pleine légitimité, et de nombreuses tentatives pour redonner au psychiatre sa place dans les différentes facettes de l'organisation des soins (y compris la gestion du personnel et la gestion financière) au nom de la cohérence globale des actions ont encore été visibles plusieurs années plus tard.

Pour l'administration ministérielle, cette intégration serait une façon de trouver une solution à la part très importante dans certains centres hospitaliers spécialisés de patients qui ne relèveraient pas d'une prise en charge sanitaire mais devraient faire l'objet d'une prise en charge médico-sociale : patients nécessitant un lieu d'hébergement spécifique, personnes âgées, arriérés profonds... Il s'agit donc de répondre à la question de la limite entre le sanitaire et le social, aux questions sur le handicap, sur son caractère évolutif ou non et sur les limites des techniques de soins et de réinsertion pour différents patients. On peut penser qu'il s'agit également, en rapprochant la psychiatrie

---

36. A. Depaigne, « Les réactions à la publication d'un rapport sur la santé mentale », *in L'Information psychiatrique*, 74, 4, 1998, p. 383-393.

des autres disciplines sanitaires, de tenter de l'intégrer dans une démarche de gestion qui a fait ses preuves en milieu hospitalier pour d'autres disciplines[37]. Intégrer la psychiatrie dans cette dynamique, c'est aussi la rapprocher, dans les outils d'analyse, des autres disciplines et c'est, d'une certaine façon, considérer sans le dire que la psychiatrie est une discipline médicale « comme les autres ». Apporter un début de réponse à la question de la spécificité de la psychiatrie, par le moyen d'une évolution de structures, sans avoir ouvert le débat clairement, et argumenter les choix à effectuer, peut cependant donner prise à des réactions irrationnelles, au sens où elles répondent effectivement plus à une problématique sous-jacente non explicitée qu'à l'évolution structurelle proposée.

Du côté des détracteurs, la crainte de l'intégration dans les hôpitaux généraux a été analysée comme celle de la perte de l'héritage de l'aliénisme dont la réussite historique tient à ce qu'il a su joindre une trame médicale et une trame sociale. Le symbole est bien celui de la place de la psychiatrie dans la médecine et de celle des psychiatres dans l'organisation des soins, et à nouveau celui des contours de la discipline dans son rapport avec le social.

---

37. Depuis, les démarches sont d'ailleurs nombreuses pour rapprocher la psychiatrie des autres disciplines et pouvoir bénéficier d'outils d'analyse communs. Dans le domaine de la planification, les évolutions récentes pour intégrer la psychiatrie dans les schémas régionaux d'organisation sanitaire participent de cette démarche. En effet, la loi hospitalière de 1991 a introduit les schémas régionaux d'organisation sanitaire, éléments de définition de la politique sanitaire, qui permet d'organiser globalement l'offre de soins institutionnelle sur une région. La psychiatrie avait de son côté en la matière, et avant la loi de 1991, une réglementation spécifique qui prévoyait la rédaction de schémas départementaux d'organisation des soins en psychiatrie. Intégrer la psychiatrie dans les schémas régionaux globaux, c'est donner de la cohérence à la politique de santé. Les populations sont parfois les mêmes, et beaucoup de situations impliquent les interventions des psychiatres comme celles des somaticiens : prises en charge en urgence, troubles psychologiques de patients hospitalisés en médecine ou en chirurgie, recours au plateau technique ou à des avis d'autres spécialistes pour des patients suivis en psychiatrie...

Le discours sur les structures permet ainsi que se poursuivent, sans être dites ni explicitées, les querelles historiques. C'est parce que l'explicitation n'est pas exigée que certains arguments radicaux peuvent être assénés. C'est bien parce que le débat réel est finalement loin des prises en charge et des choix thérapeutiques que les positions se radicalisent et deviennent des défenses d'écoles théoriques sans le débat théorique et sans les patients, ou des défenses d'intérêts sans que les revendications ne soient clairement exprimées.

À cette analyse, il convient sans doute d'ajouter un autre élément : le poids syndical des établissements spécialisés en psychiatrie. Ceux-ci, homogènes en matière de discipline sinon de pratiques médicales, sont le lieu d'une forte syndicalisation des médecins comme des personnels hospitaliers. La disparition des asiles serait également la disparition de bastions syndicaux, qui peuvent être vus par certains comme des freins à une évolution de l'organisation des soins en psychiatrie et considérés par d'autres comme les garants du respect d'une certaine conception des soins qui ne privilégie pas le soin technique au détriment du soin relationnel, le soin « évaluable à court terme » par rapport aux effets d'une prise en charge à long terme, et comme le garant d'un certain positionnement des psychiatres, non soumis aux impératifs de gestion et à l'administration[38].

Enfin, cette approche par la réglementation des structures et des équipements, qui repose sur des critères de

---

38. En 1997, 34 % des secteurs de psychiatrie générale et 41 % des secteurs de psychiatrie infanto-juvénile étaient rattachés à des centres hospitaliers généraux. Cette évolution a certainement contribué à une meilleure collaboration entre psychiatres et spécialistes des autres disciplines sanitaires et à une banalisation de la psychiatrie dans l'esprit de la population. En termes de prévention des troubles et de qualité des prises en charge, d'évolution des populations prises en charge, de mise en œuvre de certaines techniques de soins ou de conséquences sur les pratiques de secteur, cette évolution ne permet pas d'apporter de réels éléments nouveaux.

planification stricts[39] et des descriptions souvent trop précises des équipements pour être respectées[40], n'a pas montré de réelle efficacité, comme l'illustre la persistance des inégalités régionales fortes de l'offre en psychiatrie.

Ainsi, la moyenne nationale du nombre de lits en hospitalisation complète est de 114 pour 100 000 habitants en France en psychiatrie adulte et infanto-juvénile, l'écart variant de 1 à 13 selon les départements alors qu'il n'est que de 1 à 4 selon les département dans les autres disciplines sanitaires (médecine-chirurgie-obstétrique). Pour les équipements d'hospitalisation à temps partiel, les écarts sont de 1 à 14 pour les valeurs extrêmes, allant de 9 places pour 100 000 habitants dans la Marne à 123 pour 100 000 habitants dans la Haute-Vienne. En psychiatrie infanto-juvénile, les disparités sont encore plus

---

39. La circulaire du 15 mars 1960 fixait l'indice de besoin en faisant référence à une norme générale énoncée par l'Organisation mondiale de la santé, prescrivant trois lits de psychiatrie pour 1 000 habitants. La loi hospitalière de 1970 introduit, pour l'ensemble des disciplines sanitaires, la notion de carte sanitaire et d'indices de besoins en fonction de la population. La loi du 31 décembre 1985 prévoyait l'établissement d'une carte sanitaire plus formelle en psychiatrie et définissait pour chaque secteur la nature, l'importance et l'implantation des installations nécessaires pour répondre aux besoins de la population. Par la suite, et pour lutter contre les effets négatifs du cratère statique de la carte sanitaire, un schéma départemental d'organisation sanitaire est prévu pour la psychiatrie en 1987 avant que la loi hospitalière n'instaure, pour l'ensemble des disciplines sanitaires et donc également pour la psychiatrie à nouveau, la nécessité d'élaborer des Schémas régionaux d'organisation sanitaire (SROS).
40. Cette approche par les structures a aussi curieusement alimenté un flou sur les structures elles-mêmes. Ainsi, un arrêté du 14 mars 1986 prévoit la liste des équipements possibles pour les services sectorisés de psychiatrie, en distinguant les structures avec hébergement des structures sans hébergement. Il n'existe pas moins de 14 types d'équipements possibles pour un secteur. Mais la précision donnée à chaque type de structure se heurte sur le terrain à la faisabilité d'éclater des équipes sur des équipements aussi divers, aux logiques financières (certains types de prise en charge donnant lieu à facturation des soins, d'autres non) et à la logique de la carte sanitaire, certains équipements nécessitant des autorisations de création explicites au niveau régional, d'autres non. Cette multiplicité des structures induit également de vraies difficultés dans la mise en œuvre d'outils de gestion tels que la comptabilité analytique.

importantes, puisque la moyenne est de 15 lits pour 100 000 habitants de moins de vingt ans, mais 17 départements ne disposent d'aucun lit, et les extrêmes varient de 1 à 20 pour les hospitalisations à temps partiel.

De même, si l'on considère le nombre de psychiatres installés, la concentration des installations sur la région parisienne est très importante avec 88 psychiatres à Paris pour 100 000 habitants, alors que la moyenne nationale est de 22 psychiatres pour 100 000 habitants.

Pourtant, les structures de soins ont beaucoup évolué pour répondre à la demande. La diminution importante du nombre de lits d'hospitalisation à temps complet (– 32 % entre 1990 et 1997[41]) au profit des places à temps partiel s'est faite dans un contexte de croissance impressionnante de l'activité (le nombre de patients suivis en psychiatrie générale et en psychiatrie infanto-juvénile a augmenté sur cette même période respectivement de 46 % et 48 %). Parallèlement, le nombre de consultations effectuées par les psychiatres de ville a augmenté de 17 %.

La crise actuelle de l'organisation des soins en psychiatrie met donc en lumière le fait que les fondements des relations entre psychiatres et pouvoirs publics doivent changer. Cette « révolution » semble aujourd'hui possible du fait de la convergence de plusieurs tendances, qui sont l'explosion de la demande et les évolutions récentes de l'offre qui mettent en crise les conditions habituelles de négociation des acteurs traditionnels de l'organisation des soins en psychiatrie.

---

41. Entre 1990 et 1997, la diminution du nombre de lits d'hospitalisation à temps complet a été de 32 % (– 26 711 lits) et l'augmentation des places à temps partiel de 25 % mais sur un nombre total bien moindre, l'accroissement des places à temps partiel est ainsi de 4 861 places. Globalement, la capacité en lits et places en psychiatrie a diminué de 21 % sur sept ans. Cette évolution très importante s'observe de façon disparate selon les établissements : ce sont les établissements spécialisés publics qui ont connu les plus fortes mutations, le taux d'équipement dans le privé étant resté relativement stable.

LES CONDITIONS D'UN CHANGEMENT RÉUNIES ?

Les débats sur les structures et les équipements ont été largement portés par les psychiatres de secteur, dont la tradition d'organisateur des soins était très prégnante. Mais l'explosion de la demande et sa diversification comme l'évolution de l'offre de soins, avec en particulier le développement des prises en charge libérales, ont mis cette approche trop statique de l'organisation des soins en échec et ont déjà imposé dans les faits des évolutions importantes.

L'augmentation générale de la demande et sa diversité ont mobilisé dans les faits un nombre d'acteurs de soins très important, qui dépasse largement le cadre des discussions avec les acteurs de la psychiatrie de secteur. En effet, les différentes évaluations des besoins en santé mentale convergent vers une évaluation de la prévalence des troubles mentaux de 25 % à 30 % de la population. Les études sur la file active des secteurs de psychiatrie montrent que chaque secteur aurait en moyenne une file active de 1 100 à 1 200 patient, soit un total de un million de personnes pour la psychiatrie adulte, et 380 000 enfants et adolescents dans les secteurs de psychiatrie infanto-juvénile. Or le seul diagnostic de dépression concernerait plus de trois millions de personnes en France. Ainsi, la question de l'organisation des soins en santé mentale ne peut plus se résumer à l'organisation des secteurs de psychiatrie, mais doit bien prendre en compte l'ensemble des différents acteurs de l'organisation des soins. Dans cette perspective, les textes réglementaires dont l'objet est de définir précisément un type d'équipement, les conditions de son utilisation et des taux de création en fonction d'une population semblent perdre de vue le contexte général des soins donnés et la multiplicité des partenaires qui interviennent dans la prise en charge des patients. La question est bien celle de la population à laquelle tel type d'équipement peut répondre, et dans quelles conditions étant donné le contexte global de l'offre de soins.

Par ailleurs, dans les faits, les patients ont un rôle moteur dans l'évolution de l'organisation de l'offre, dans la mesure où ce sont eux qui décident, du moins en partie, des lieux auxquels ils vont s'adresser. Ainsi, la place centrale conférée de fait aux médecins généralistes ou aux psychologues comme interlocuteurs de première intention impose de penser différemment la politique de prévention. Certes, les secteurs de psychiatrie ont un rôle essentiel dans la sensibilisation des collectivités en lien avec des personnes présentant des troubles psychiques ou des populations à risque, mais, dans les faits, la prévention auprès des patients se fait d'abord par les professionnels qui sont saisis de la demande en première intention. Là encore, la présence de CMP, accessible au public dans des conditions de gratuité avec des plages horaires d'ouvertures adaptées, est un élément important mais non suffisant d'une politique de prévention. Par ailleurs, de plus en plus, pour les soins psychiatriques comme pour les autres domaines sanitaires, la population exprime sa volonté de pouvoir choisir ses interlocuteurs, son médecin ou son lieu d'hospitalisation. Les centres hospitaliers spécialisés (CHS) gardent souvent une image dépréciée[42], certainement en partie liée au symbole historique d'enfermement des asiles, mais également à des considérations plus objectives, telles que la vétusté et l'inadéquation des locaux. De nombreux CHS ont été construits au XIXe siècle, et l'architecture de certains d'entre eux est difficilement adaptable aux attentes légitimes des patients[43]. Enfin, les personnes présentant des pathologies dites légères expriment souvent le souhait de ne pas être hospitalisées dans les mêmes services que les « fous » et choisissent les centres hospitaliers généraux ou universitaire, ou encore les cliniques privées plutôt que les centres hospitaliers spécialisés. Ainsi, alors que les patients « dépressifs » représentent 7 % de la file active

---

42. *Bilan de la sectorisation psychiatrique*, *op. cit.*, p. 33.
43. Rapport de la Cour des comptes, *op. cit.*, p. 426.

d'un secteur en établissement spécialisé, ils sont près du tiers de la file active des services de psychiatrie des centres hospitaliers universitaires, qu'ils soient sectorisés ou non.

L'explosion de la demande a donc mis en évidence la diversité réelle de l'offre. L'ensemble des études sur l'activité des médecins généralistes ont confirmé l'importance de leur pratique dans la prise en charge de patients présentant des troubles mentaux. Le choix de plus en plus fréquent par les psychiatres d'une installation libérale (actuellement les deux tiers des psychiatres nouvellement diplômés s'installent en ville) a également marqué une évolution considérable de l'offre de soins. De même, la place des cliniques s'est considérablement transformée au cours des vingt dernières années. Longtemps utilisées comme des lieux de « postcure » accueillant des patients d'origine géographique éloignée, en particulier des patients de grands centres urbains, les cliniques privées sont désormais davantage ancrées dans l'offre de soins locale.

Au total, l'offre de soins apparaît désormais diversifiée mais surtout éclatée, sans réelle cohérence entre les différents intervenants, les règles de négociation entre pouvoirs publics et psychiatres, fondées sur les équipements étant de plus en plus déconnectées de la pratique réelle. Plus que jamais, la psychiatrie s'affirme comme une discipline dont la richesse est la pratique thérapeutique, dans une relation soignant/soigné, dont les équipements ne rendent pas compte. Même dans les établissements hospitaliers sectorisés, 80 % de la file active est suivie exclusivement en consultation. Par ailleurs, une meilleure connaissance de l'activité des secteurs a permis de montrer que l'idée selon laquelle les secteurs de psychiatrie avaient des activités comparables était erronée. La logique initiale qui attribue à chaque équipe de secteur une aire géographique composée de 70 000 habitants environ suppose que les activités de secteurs différents sont proches. C'est sur cette logique que la définition de types d'équipements par secteur (nombre de lits, moyens en personnel...) peut avoir un sens. Pourtant, les données disponibles montrent que, dans les faits, les profils de patients sont différents selon les secteurs[44]. On constate que certains accueillent davantage de patients jeunes, que les pathologies ne sont pas les mêmes, l'ancienneté des troubles non plus, sans que les disparités locales de la population suffisent à expliquer les différences.

La prise de conscience que, face à l'explosion de la demande et à la progression des connaissance médicales, l'offre de soins est multiple, mal appréhendée et mal organisée est désormais partagée. Les pouvoirs publics comme les psychiatres commencent à s'organiser différemment pour répondre à ce constat.

Du côté des pouvoirs publics, deux mouvements sont perceptibles. D'une part, tout en rappelant toujours le rôle fondamental des secteurs de psychiatrie, l'ensemble des textes, depuis les années 1990, insiste sur la nécessité de développer des coopérations entre établissements, de créer des structures intersectorielles, pour répondre à des situations particulières de patients (patients hospitalisés dans des services de médecine ou de chirurgie, situations de crises), à des types de population particuliers (adolescents, personnes âgées) ou pour gérer en commun certains équipements (appartements thérapeutiques ou services d'hospitalisation à domicile par exemple). Les collaborations entre services travaillant dans des établissements non sectorisés rattachés à des centres hospitaliers généraux ou universitaires et les centres hospitaliers spécialisés sont encouragées sur des sujets aussi sensibles que la prise en charge de l'accueil en urgence.

Par ailleurs, le ministère de la Santé diversifie ses interlocuteurs et s'est récemment réorganisé pour mieux coordonner les travaux ayant trait à la santé mentale, marquant ainsi sa volonté d'être plus présent par une pensée globale sur l'évolution de l'organisation des soins en santé

---

44. D. Bauer, « Trajectoires des patients des secteurs de psychiatrie », ministère de l'Emploi et de la Solidarité, 2001.

mentale. Le ministère s'est également entouré, depuis 1993, d'une Mission nationale d'appui en santé mentale, créée dans une perspective dynamique, pour aider les services déconcentrés de l'État, pour assurer une continuité et une cohérence entre la parution de nombreux textes réglementaires et leur mise en œuvre sur le terrain, pour soutenir les initiatives qui se font jour sur le terrain et mieux prendre en compte les besoins réels. Cette mission est donc un outil de réflexion et d'action qui permet un lien entre les interlocuteurs du champ de la santé mentale, dans une approche pragmatique.

La diversification des interlocuteurs du ministère s'est également opérée par l'introduction, encore timide, de praticiens libéraux dans les discussions sur l'évolution des métiers de la psychiatrie et de l'organisation des soins, comme par l'implication plus grande des psychiatres d'établissements non sectorisés[45] et par l'instauration de relations suivies avec les représentants des usagers[46]. La santé mentale bénéficie en effet d'associations très dynamiques

---

45. Jusqu'à une date récente et encore largement aujourd'hui en effet, on pouvait observer une surreprésentation de la psychiatrie de secteur dans les négociations avec les pouvoirs publics. Celle-la découlait à la fois de l'organisation des établissements sectorisés et des modes de représentation syndicale. Les services sectorisés ont en effet plusieurs instances de représentation telles que la conférence des présidents de commissions médicales d'établissements spécialisés, l'association des directeurs d'établissement gérant des secteurs de santé mentale (ADESM). Concernant les questions de la santé mentale, ce sont souvent des acteurs de l'ADESM qui sont désignés par la Fédération hospitalière de France. Par ailleurs, nous l'avons déjà évoqué, les principaux syndicats de la psychiatrie publique avaient à leur tête des représentants de la psychiatrie de secteur.

46. En 2001, deux groupes de travail ont été menés respectivement par la direction générale de la Santé et par la direction de l'Hospitalisation et de l'Organisation des soins sur l'évolution des métiers de la psychiatrie et l'évolution de l'organisation des soins. Si la représentation était syndicale, le choix des groupes représentés montrait la volonté d'intégrer l'ensemble des personnels travaillant dans la santé mentale, médecins et autres professionnels, mais également, au sein des médecins, de prendre en compte la diversité des lieux de pratique, y compris dans le libéral. Par ailleurs, la participation des usagers et familles d'usagers était privilégiée.

représentant les usagers et leurs familles, telles que la FNAPSY[47], l'UNAFAM[48] ou les Croix marines, qui s'impliquent volontiers au niveau national par leur participation à des congrès, colloques ou groupes de travail, comme au niveau local, dans la mise en place de réflexions, de réunions d'information et l'organisation de lieux de rencontres ou d'accompagnement des patients. Leur apport permet en particulier de souligner la nécessité de collaborations efficaces entre les équipes soignantes, au-delà de leurs appartenances structurelles, pour répondre réellement aux besoins des patients aux différents moments de l'évolution de leur trouble.

Cette multiplicité des interlocuteurs place l'administration dans une position plus confortable et rompt avec les relations anciennes, trop marquées par des positionnements historiques qui la mettaient en difficulté.

Parallèlement, on assiste à une évolution encore en devenir, mais néanmoins fondamentale des psychiatres.

Dans la tradition historique qui opposait la psychiatrie assistancielle, humaniste à la psychiatrie médicale, plus proche de la neurologie et la psychiatrie d'obédience psychanalytique à la psychiatrie biologique et qui, d'une certaine façon, opposait le psychiatre philosophe au psychiatre médecin, les limites entre les pratiques paraissaient claires. Mais les évolutions de l'offre de soins comme le développement des connaissances ont montré les limites de ces oppositions. Dans la pratique, la psychiatrie apparaît dans sa diversité, et la légitimité des différents positionnements semble s'imposer. Le risque est alors que les pouvoirs publics choisissent leurs interlocuteurs et donc les outils thérapeutiques à privilégier en fonction des thèmes spécifiques sur lesquels ils veulent travailler. Au plan local, le risque est que la situation actuelle perdure, c'est-à-dire que les patients ou les interlocuteurs de première

---

47. Fédération nationale des patients et ex-patients en psychiatrie.
48. Union nationale des amis et familles de malades mentaux.

intention comme les médecins généralistes choisissent eux-mêmes les spécialistes auxquels ils s'adressent en fonction de leur pratique. Ainsi, c'est le médecin généraliste qui décide d'adresser un patient à un psychologue, ou à un psychiatre-psychanalyste, ou encore à un psychiatre plutôt spécialisé dans les prescriptions médicamenteuses, comme si lui-même pouvait faire un choix dans les pratiques psychiatriques qui ne font pas l'objet de consensus au sein des professionnels de la psychiatrie eux-mêmes.

Ce danger a été perçu par les psychiatres, qui prennent également conscience que leurs divisions nuisent à leur crédibilité. D'une part, les psychiatres universitaires comme l'ensemble des psychiatres qui travaillent dans des établissements généraux ou universitaires se rendent compte des risques pour leur discipline de s'exclure d'une dynamique de l'évolution de l'organisation générale des soins dans un contexte de contraintes budgétaires fortes. Par ailleurs, par leur implication dans la prise en charge des urgences, ils sont amenés à prendre une part plus active dans l'organisation des soins. Les urgences psychiatriques sont en effet un condensé des questions posées à la discipline : ce sont elles qui reçoivent une grande partie d'urgences sociales en hiver, d'urgences médico-judiciaires, qui doivent, pour trouver des lieux d'accueil pour les patients, jongler avec les notions de services sectorisés et intersectoriels. Elles sont également le témoin des dysfonctionnements actuels de l'offre de soins, puisque la plupart des patients accueillis en urgences auraient tiré avantage d'une meilleure organisation de l'offre, qui leur aurait permis un accès aux services spécialisés dans des conditions plus adaptées à leur situation.

D'autre part, des questions telles que l'évolution de la démographie médicale concernent l'ensemble de la discipline et posent des questions sur la fonction même du psychiatre dans ses relations avec les autres professionnels de la santé mentale et sur l'avenir de la psychiatrie. Le nombre de psychiatres en France était de 11 657 au 1er janvier 1997 et de plus de 13 000 en 2000. Cette évolution reflète des choix effectués de nombreuses années auparavant et qui ont permis une augmentation constante du nombre de psychiatres en France depuis les années 1960. Le nombre de nouveaux psychiatres formés depuis les années 1990 a baissé de façon très importante, et les perspectives laissent envisager un nombre de 6 000 à 7 000 psychiatres en activité dans les années 2020. Cette évolution pose de façon cruciale la question de la fonction des psychiatres dans la société et a suscité une prise de conscience de leur part sur la nécessité d'affirmer une identité au-delà de leurs différentes options.

Ainsi, sur le plan syndical, on observe depuis quelques années des évolutions vers des regroupements de syndicats afin que la représentation de la profession puisse se faire au nom de l'ensemble des psychiatres publics, quel que soit le lieu de leur pratique, voire au nom de tous les psychiatres y compris libéraux. Les États généraux de la psychiatrie du mois de juin 2003 ont ainsi « acté » la création d'une confédération syndicale de la psychiatrie.

La volonté des interlocuteurs de changer les conditions historiques de leur positionnement et le contexte des négociations existe donc, même de façon timide. Cependant, ce changement doit s'appuyer sur une réflexion médicale, faute de quoi les contraintes budgétaires imposeront une approche plus gestionnaire, face à des psychiatres, dont la crédibilité est remise en cause. Cette éventualité ne pourrait que conduire à de nouvelles ruptures et à un raidissement des positions.

Les années récentes ont montré qu'une organisation des soins fondée sur une conception politique de la psychiatrie — conception qui n'a pas été portée par les politiques mais par les psychiatres — touchait ses limites et ne répondait plus à la demande. Le retrait relatif des pouvoirs publics a contribué à un déséquilibre progressif entre les demandes réelles qui évoluaient rapidement, la diversité de plus en plus grande des acteurs et en particulier la place de la médecine libérale, et le modèle dominant du secteur de la psychiatrie publique qui se heurtait, lui, à des difficultés budgétaires et de fonctionnement croissantes. Une plus grande implication des pouvoirs publics ne peut cependant être attendue que sur projets médicaux, qui permettent de fonder une politique sur des arguments soignants.

Ce n'est que sur les bases d'un projet soignant cohérent et consensuel que les gestionnaires pourront se réapproprier le champ de l'organisation des soins et développer des outils de gestion suffisamment souples pour s'adapter aux spécificités de la discipline.

Il revient donc aux psychiatres de montrer que la diversité de leurs écoles théoriques et de leurs outils thérapeutiques n'est pas le signe d'une discipline faible, incapable de fixer les limites de son champ ni d'évaluer le bien-fondé de ses interventions, mais, au contraire, celui d'une richesse qui permet de répondre à la diversité de la demande qui lui est adressée.

Chapitre 2

LA CRISE DES MODÈLES DE SOINS
LA BALKANISATION DE LA PSYCHIATRIE

Comme le soulignait le premier chapitre, seule une théorie des soins crédible et validée par l'ensemble des professionnels permettra de guider les choix à effectuer en matière d'organisation de l'offre de soins. Il ne peut en effet y avoir de bonne planification de l'offre de soins sans projets de soins et pas de projets de soins sans un tel modèle. Faute de modèle psychopathologie susceptible de guider nos logiques de soins, celles-ci sont sous-tendues davantage par des options idéologiques, qui alimentent les cloisonnements perceptibles non seulement entre « écoles psychiatriques », mais également entre les psychiatres et les autres professionnels « du soin » participant à l'offre de soins en psychiatrie, au premier rang desquels les médecins généralistes et les psychologues, mais également les pouvoirs publics.

Cette nécessité de préciser l'identité de la psychiatrie impose de spécifier son objet clinique et la particularité de sa démarche thérapeutique et de ses pratiques de soins.

Or la psychiatrie est traversée par des courants théoriques divers et divergents dont l'intégration dans un discours global est difficile. Du côté de la discipline, l'origine de la crise se situe dans cette « balkanisation » théorique. Il s'ensuit une difficulté de situer les différentes techniques de soins dans une complémentarité faisant l'objet d'un consensus et de donner une définition claire de la spécificité de la psychiatrie par rapport à d'autres métiers proches, comme la psychologie ou la médecine.

Cette « balkanisation » explique le flou dans la définition de l'« objet » psychiatrique et, au-delà, les contours incertains du métier de psychiatre.

Dire que l'objet de la psychiatrie est le trouble psychiatrique pourrait paraître une évidence. Or une des difficultés rencontrées par cette discipline est bien l'absence de définition claire des limites de son champ. Si l'on s'en tient à la dernière classification des troubles mentaux, les notions de « trouble de l'adaptation » ou de « troubles de la personnalité » recouvrent peu ou prou l'ensemble des situations générant une souffrance psychique chez le sujet sans trouble psychiatrique avéré et témoignent de l'étendue du champ que la psychiatrie prend pour objet et auquel elle répond aujourd'hui. Ce concept même de « trouble mental avéré » reste controversé. Quels sont les états qui pourraient relever de cette qualification ? Le risque, pour la discipline, serait de réserver le diagnostic psychiatrique et l'intervention du psychiatre à des troubles justifiant d'une prescription médicamenteuse.

Cette balkanisation rend compte des cloisonnements et des oppositions entre professionnels, constatés par tous, notamment en termes de « projets de soins ». Ce constat explique l'absence de discours consensuel possible face aux pouvoirs publics. Dès lors, en l'absence d'un tel consensus, le risque est l'arbitraire des décisions prises.

Dans ce chapitre, nous nous attacherons à montrer la diversité des regards et des outils thérapeutiques qui composent le paysage de la psychiatrie aujourd'hui. Cette diversité qui pourrait faire toute la richesse de la discipline conduit aujourd'hui à sa « balkanisation », du fait d'une

« balkanisation » des savoirs ayant des conséquences non négligeables sur les soins apportés au patient. Pour schématiser, cette richesse dans les théories du fait psychiatrique ne profite pas autant qu'elle pourrait le faire à la pratique psychiatrique. Ainsi, la « crise » en psychiatrie, au-delà des questions de démographie médicale, s'origine dans l'absence de complémentarité possible des différents regards sur le fait psychique et sur ses troubles qui se déclinent, en pratique, par l'absence de modèle pour penser l'utilisation des différentes pratiques de soins. La psychiatrie manque d'un modèle pour guider ses pratiques et d'une nosographie (classification des troubles mentaux) permettant de penser cette nécessaire complémentarité. Ce constat nous amènera à présenter les différentes théories en psychiatrie en retenant d'elles ce qui pourrait faire obstacle à leur confrontation.

Une théorie des pratiques, crédible pour le praticien, serait constituée d'un ensemble de propositions résumant les connaissances acquises sur lesquelles le praticien pourrait s'appuyer dans la relation singulière avec son patient.

Or aucun clinicien ne peut prétendre pouvoir répondre à la question « Quel est le meilleur choix thérapeutique face à ce patient ? » là où la théorie clinique, psychopathologique, fait défaut.

Ainsi, sur quels arguments choisira-t-il d'hospitaliser le patient, de lui prescrire un traitement médicamenteux, de lui proposer de le revoir dans un cadre d'emblée psychothérapique, de lui conseiller de suivre une thérapie cognitivo-comportementale ou de voir son conjoint dans la perspective d'une thérapie de couple, de lui conseiller un bilan somatique ? Quelles informations lui donnera-t-il, en fonction de quel objectif de soins ?

Aucun modèle ne permet à ce jour de rendre compte de l'influence mutuelle de ces pratiques, de leurs cibles d'action spécifiques, de leur interaction ou d'effets négatifs potentiels de certaines associations de traitements. Chaque modèle explicatif a pu prétendre ou prétend encore pouvoir rendre compte, sans distinction très claire, des troubles du psychisme, même si, d'une époque à l'autre, certains d'entre eux ont occupé une place plus ou moins dominante.

Nous postulons que ce manque de théorie psychopathologique intégrative susceptible de rendre compte de la place respective et de la complémentarité des techniques de soins est l'élément central de la crise de la discipline.

L'ABSENCE DE MODÈLE DE LA PRATIQUE PSYCHIATRIQUE : LA « BALKANISATION » DE LA DISCIPLINE

La psychiatrie est une branche de la médecine. Consulter un psychiatre, c'est avant tout consulter un médecin. Depuis Philippe Pinel, la psychiatrie n'a cessé de se rapprocher de la médecine. C'est l'innovation thérapeutique qui a permis cette introduction de la psychiatrie dans le champ médical. En effet, l'acte de libération des aliénés a été un acte « médical », soignant. Cet acte de libération se confond avec l'affirmation d'une modalité de prise en charge : le « traitement moral ». L'acte de naissance de la psychiatrie dans le champ de la médecine se confond ainsi avec ce qui l'inscrit dans sa mission : soigner. Pinel a introduit la psychiatrie dans le champ de la médecine en affirmant l'existence d'un traitement à des comportements tenus jusqu'alors pour des conduites sociales déviantes relevant de la justice. Par ailleurs, en posant la possibilité d'un traitement moral pour ces personnes, Philippe Pinel a également introduit l'idée que celui-ci constituait un levier thérapeutique permettant de répondre à ces troubles.

C'est en l'absence de tout fondement étiologique (causal) que Pinel a intégré cette discipline dans le champ médical. Pourtant, les fondements étiologiques d'une discipline sont essentiels, non seulement pour permettre de déterminer son champ d'intervention, mais surtout pour guider les pratiques de soins. En effet, les meilleures classifications reposent sur la connaissance de l'étiologie des maladies que l'on cherche à décrire. L'attribution à la tuberculose ou au sida de tableaux cliniques très divers n'a été possible qu'avec la découverte de l'agent pathogène responsable de ces maladies : le bacille de Koch ou le virus du sida. En psychiatrie, notre ignorance des causes des maladies mentales est quasi totale. C'est pourquoi, depuis son origine, la psychiatrie a tenté de définir et de classer les troubles mentaux en s'appuyant sur des hypothèses étiologiques. C'est sur la base d'une hypothèse étiologique psychogénétique que Freud réunit, dans le groupe des névroses, l'hystérie, la folie du doute, la phobie — troubles que la classification avant lui tenait pour distincts. C'est sur la base d'une hypothèse causale « organique » que Kraepelin réunit, dans le groupe des psychoses, la schizophrénie et la psychose maniaco-dépressive. Ainsi, la clinique psychiatrique s'est construite, jusque récemment, en intégrant comme critères de description des troubles leur étiologie supposée. Or la ou les causes des troubles mentaux restent spéculatives et relèvent encore du champ de la recherche fondamentale.

Cette absence de connaissance des causes des pathologies que les psychiatres ont à traiter pèse lourdement sur la discipline. La psychiatrie n'est pas la seule discipline médicale dans laquelle l'origine des troubles reste mystérieuse. Cette méconnaissance n'a pas empêché le développement de nouvelles techniques de soins. Mais cela explique en grande partie la balkanisation de la psychiatrie. En effet, chaque courant théorique va utiliser les techniques de soins pour confirmer les hypothèses étiologiques qu'il avance. L'efficacité des médicaments viendrait valider l'hypothèse « organique » des troubles. L'action des traitements psychologiques viendrait alimenter leur origine psychologique. Ainsi, il serait légitime de dire que pour la psychiatrie : « À efficacité thérapeutique identique, cause identique. » Le traitement est inscrit dans une logique étiologique (il est la preuve de l'étiologie dont il est supposé être issu). Les tenants de l'étiologie organique (organogenèse) des troubles psychiatriques se sont ainsi opposés aux tenants d'une étiologie psychologique supposée (psychogenèse). Puis, au sein même de l'hypothèse psychogénétique, les tenants de la psychanalyse se sont opposés à d'autres théories expliquant l'origine des troubles par une psychogenèse différente : théorie de l'apprentissage, théorie de la communication. Cette difficile intégration des causes physiques et des causes psychiques dans la compréhension des pathologies psychiatriques explique que les outils thérapeutiques se soient affinés sans que réellement on réfléchisse à leur complémentarité.

La psychiatrie aujourd'hui ne peut plus offrir un modèle explicatif global et unifié des différentes pathologies qui la constituent. G. Lantéri-Laura parle de « psychopathologies régionales[1] ». Il écrit : « Plusieurs disciplines extrinsèques à la psychiatrie élèvent des prétentions inconciliables, mais autoritaires, à la régenter dans son ensemble, ou presque : la psychanalyse, la phénoménologie, le troisième ventricule, les neurotransmetteurs, la théorie de la communication, la théorie générale des systèmes, la philosophie de l'esprit, *und so weiter*... Cette fragmentation progressive, et maintenant presque accomplie, de l'homogénéité de la psychiatrie nous semble constituer l'obstacle majeur à l'identification d'un quatrième paradigme[2]. »

Il n'est pas étonnant que la perte d'une théorie psychiatrique unifiée ait été concomitante du développement de l'arsenal thérapeutique de cette discipline, rendant plus difficile l'intégration de ces différents regards théoriques.

G. Lantéri-Laura conclut : « Les repères psychopathologiques se sont multipliés, sans qu'aucun d'entre eux pût s'imposer à tous les autres [...]. Aucune de ces démarches n'a réussi, cependant, à supplanter les autres et l'on ne pourrait guère sans abus satisfaire l'exigence d'un au-delà

---

1. G. Lantéri-Laura, *op. cit.*, p. 199.
2. *Ibid.*, p. 221.

du domaine clinique en se limitant à une réponse univoque. En même temps la distance qui sépare l'activité quotidienne, clinique et thérapeutique, des théorisations a beaucoup augmenté et, comme nous l'avons déjà remarqué, nous manquons complètement d'une théorie de la pratique capable de rendre compte de manière réflexive de ces pratiques elles-mêmes. Or, si de telles considérations nous montrent assez clairement que le troisième paradigme ne remplit plus son office, elles ne nous fournissent aucun élément consistant pour nous représenter le quatrième[3]. »

Toute l'histoire de la psychiatrie peut être relue au travers de cette nécessité et de cette difficulté d'en offrir un modèle unifié rendant compte des pratiques de soins. C'est ce que montre G. Lantéri-Laura. Il décrit les étapes historiques traversées par la psychiatrie sous la forme de trois paradigmes.

Le premier paradigme de la psychiatrie (première moitié du XIXe siècle) est caractérisé par l'unité de l'objet de la discipline, bien rendu par le terme d'*aliénation mentale*, en miroir duquel le traitement moral pourrait se concevoir comme l'abord thérapeutique des « aliénés ». Ce paradigme resurgit régulièrement au sein de la discipline avec la tentation de revenir à l'idée d'une « psychose unique ». Cette notion ne signifie pas qu'il n'existerait qu'une forme de « folie », mais qu'il est hasardeux de vouloir distinguer au sein de la pathologie mentale des entités plus fines dont les frontières n'ont jamais réellement fait la preuve de leur pertinence à distinguer des maladies différentes.

Par ailleurs, cette notion porte en elle l'idée qu'il n'existerait qu'une forme d'aliénation mentale, qu'une théorie unique permettrait de décrire. La diversité des tableaux cliniques constituerait ainsi autant de « variations sur un même thème ». En regard de cette conception unitaire de

---

3. *Ibid.*, p. 207.

la pathologie psychiatrique, le traitement moral s'imposait comme seul et unique traitement psychiatrique. Ce traitement impose de construire les lieux pour le mettre en œuvre : les asiles. Mais, comme le note G. Lantéri-Laura, alors même que la manière de concevoir la pathologie mentale imposerait l'édification de structures *ad hoc*, durant cette période, « l'on n'en édifie réellement aucune[4] ». Ce constat rappelle le décalage entre le modèle médical et l'organisation des soins évoquée dans le premier chapitre.

Le deuxième paradigme est celui des maladies mentales qui perdure jusqu'aux années 1920. « Maladies mentales au pluriel désignent deux modifications radicales par rapport à ce que signifiait aliénation mentale : d'une part, la pathologie mentale estime qu'elle doit s'appliquer à distinguer un certain nombre d'affections irréductibles les unes aux autres, dont l'ensemble, purement empirique, échappe à l'unité et à l'unification. D'autre part, cette même pathologie mentale renonce à constituer une exterritorialité à l'égard de la médecine et veut en faire partie[5]. » S'inscrivant résolument dans une démarche médicale, ce paradigme rejette toute théorie générale, « et ne se fie qu'à l'étude régulière et comparée des malades [...] sans aucun usage de telle ou telle théorisation d'ensemble ». Se refusant à toute spéculation sur la nature profonde des pathologies, ce paradigme par nature « médical » dont Sydenham a posé l'identité dès le XVIIe siècle accorde le statut de maladie « non pas à cause d'un processus caché, mais en raison de la spécificité clinique (le diagnostic) de chacun des accès et de l'évolution d'un accès par rapport à l'autre ». La psychiatrie va découper au sein du vaste groupe de l'aliénation mentale différentes entités dont les critères de définition et donc les confins restent toujours l'objet de controverses. Dans ce souci de ne pas confondre deux « espèces morbides » en n'en décrivant qu'une seule,

---

4. *Ibid.*, p. 244.
5. *Ibid.*, p. 53.

la clinique psychiatrique va multiplier les catégories d'espèces tenues pour différentes. Les limites de ce paradigme tiennent autant au risque d'une multiplication à l'infini de types différents de troubles qu'à celui de ne pas prendre en compte, dans les découpages proposés, les facteurs qui relèvent d'une autre logique que la seule logique médicale (c'est-à-dire les symptômes et l'évolution). Ce paradigme abandonne, avec l'idée d'une unité de la maladie mentale, celle d'une unité de traitements. « À chaque type morbide retenu, c'est-à-dire à chaque groupe de maladies mentales, correspondait de manière plus ou moins rigoureuse un type de traitement. » Pourtant, si différents moyens thérapeutiques existent à cette époque (médicaments, bien que peu spécifiques, thérapie institutionnelle héritière de la logique de soins asilaire, début des traitements psychanalytiques), c'est davantage dans l'anticipation des traitements à découvrir que s'appuie cette vision très médicale des troubles mentaux.

Le troisième paradigme, celui des grandes structures psychopathologiques, dont la psychiatrie conserve encore la trace, tend à concilier le retour à une certaine unicité des pathologies tout en maintenant quelques subdivisions. L'unité repose sur la notion de structure empruntée à d'autres champs de connaissances que la psychiatrie, au premier rang desquelles la théorie de la forme en psychologie, l'anthropologie sociale et la linguistique structurale. La structure y est définie comme organisation des éléments, irréductible à la somme de ses parties. La déclinaison de cette notion en psychiatrie repose sur des concepts psychopathologiques souvent très abstraits tenus pour organisateurs et explicatifs de l'ensemble des pathologies.

Henri Ey[6] offre à la psychiatrie le modèle « organodynamique », « exemple particulièrement élaboré de

---

6. H. Ey, *Des idées de Jackson à un modèle organo-dynamique en psychiatrie*, Toulouse, Privat, 1975.

l'emploi du point de vue structural[7] » fortement inspiré de la théorie de la forme. La « dissolution de la conscience » vient constituer le fondement de cette construction théorique. Les limites de ce paradigme tiennent, d'une part, au caractère spéculatif des « notions psychopathologiques » de base proposées, d'autre part, à la difficulté d'y adapter une « praxis éclairée et attentive ». Enfin, la subdivision essentielle retenue par cette nouvelle psychiatrie opposant les structures névrotiques et les structures psychotiques se révélera vite insuffisante à rendre compte des différences entre pathologies psychiatriques.

G. Lantéri-Laura marque durement les limites de tels modèles théoriques, plus proches d'une anthropologie générale que de la clinique des faits. Il écrit : « Nous devons noter qu'à l'époque de ce paradigme, certains se croient en droit de proposer des critères propres à délimiter le champ de la psychiatrie, comme la pathologie de la liberté, par exemple, ou encore les déstructurations globales, pour nous en tenir à la plus prestigieuse synthèse d'alors, celle de l'organo-dynamisme. Mais malgré ce prestige indéniable, nous ne pouvons nous dissimuler ses postulats implicites et leur valeur discutable. Quant aux traitements, ils ont bien retrouvé avec ce troisième paradigme une sorte de principe unificateur, en ce sens que, quelle que soit la variété de traitement envisagée, il doit toujours avoir en commun avec les autres le primat de la fonction relationnelle. Mais nous avons vu à ce propos le risque d'une transformation subreptice en une sorte de psychanalyse dévoyée[8]. » Par ailleurs, il n'est plus admissible aujourd'hui pour une discipline médicale de faire appel à des considérations théoriques d'un ordre général « et à des prétentions universelles, qui échappent d'avance à tout recours à l'observation et à toute réfutation praticable[9] ».

---

7. G. Lantéri-Laura, *op. cit.*, p. 182.
8. *Ibid.*, p. 250.
9. *Ibid.*, p. 113.

En somme, toute proposition théorique, pour être recevable, devra se soumettre à ces exigences.

Ainsi, les grands modèles « intégratifs » du troisième paradigme n'ont jamais pu constituer une architecture théorique suffisante pour qu'il soit possible de les décliner dans la pratique clinique au quotidien, c'est-à-dire qu'ils n'ont jamais constitué un guide pour penser la complémentarité des pratiques et orienter la prise de décision.

Cependant, renoncer au principe unificateur des grandes structures pour mieux rendre compte de la clinique et des « praxis », c'est-à-dire des pratiques de soins, c'est rejeter l'idée même d'un principe structurel organisateur.

Ce renoncement a de nouveau conduit à une multiplication des catégories de troubles, aucun principe théorique supérieur ne venant les intégrer. Parallèlement, le renoncement à un modèle unique signe la victoire des « épistémologies régionales[10] » sur un modèle théorique unifié. Ce changement de paradigme a pour but d'articuler des pratiques validées à des troubles homogènes. La recherche de cette homogénéité s'accompagne naturellement d'un plus grand nombre de subdivisions selon le principe décrit dans le deuxième paradigme des maladies mentales. Le développement considérable de l'arsenal thérapeutique en psychiatrie le permet. Car, si la « balkanisation » de la psychiatrie a aujourd'hui des conséquences graves sur la discipline, elle a permis, en son temps, que se développe une grande diversité d'« outils thérapeutiques ». À chaque théorie du fait psychiatrique répond une approche thérapeutique : aux théories psychanalytiques, la psychanalyse et ses nombreuses techniques dérivées, aux théories neurobiologiques, les médicaments et les différentes techniques « biologiques », aux théories de l'apprentissage, les diverses techniques cognitivo-comportementales, aux théories systémiques, les thérapies systémiques, de groupes.

---

10. *Ibid.*, p. 251.

Chacune des techniques de soins a ainsi été intégrée à l'arsenal thérapeutique de la psychiatrie à la recherche d'outils de soins, qu'ils soient d'ordre biologique ou psychologique.

LES PRATIQUES DE SOINS EN PSYCHIATRIE : UNE RICHESSE DANS LA DIVERSITÉ MAIS UNE COMPLÉMENTARITÉ DIFFICILE À PENSER

Nous ne citerons, pour la clarté du propos, que les principaux leviers thérapeutiques utilisés en psychiatrie et les hypothèses étiologiques dont ils sont issus. Ce sont : le modèle psychanalytique — qui rend compte des déterminismes inconscients du comportement —, sous-tendant diverses pratiques psychothérapiques ; le modèle de l'apprentissage — qui postule que les comportements se mettent en place selon les lois de l'apprentissage —, sous-tendant l'ensemble des thérapies dites cognitives ou comportementales ; le modèle neurobiologique — pour lequel le comportement est l'expression d'un trouble biologique, notamment inscrit dans le capital génétique —, sous-tendant les prescriptions médicamenteuses et d'autres techniques comme les sismothérapies (électrochocs) ou la stimulation magnétique transcrânienne ; le modèle systémique — dans lequel le comportement est lié aux interactions familiales —, sous-tendant des modalités spécifiques d'approche thérapeutique de groupes, notamment des familles.

Les traitements « psychologiques[11] *»*

À ce jour, la psychiatrie peut se prévaloir de modalités de traitement psychologique qui, de manière empirique,

---

11. Il est légitime de regrouper sous la notion de traitements psychologiques l'ensemble des approches visant à obtenir un changement par une action d'ordre psychologique.

ont fait la preuve de leur efficacité. Une somme considérable de travaux, de publications, de réflexions et de débats est consacrée à ces traitements. Notre propos ici est d'extraire d'une littérature très abondante les questions qui intéressent notre objectif : penser la complémentarité des pratiques de soins. Dans ce souci de rester au plus près de notre objectif, nous présenterons les différentes approches psychologiques en les distinguant selon un schéma qui permette, d'emblée, d'en orienter la place au sein des pratiques de soins en psychiatrie. Nous laisserons ainsi de côté un grand nombre de développements, de débats et de travaux malgré l'intérêt qu'ils présentent et, pour certains points, nous nous contenterons de résumer les positions dominantes, avec le risque d'approximation que comporte cette démarche. Les opinions très diverses qui se manifestent sur des points essentiels de notre développement ne pourront toutes être exprimées et développées. Cette diversité montre l'importance de cette question et exprime largement le fait que le débat, loin d'être clos, nécessite, pour profiter aux pratiques de soins, d'être approfondi dans un cadre qui lui permette d'espérer un tel profit.

On ne dénombre aujourd'hui pas moins de quatre cents « psychothérapies » différentes, selon la finesse du découpage proposé. Il est classique de dire que tout échange relationnel, tout événement de vie peut « faire office » de levier de transformation psychologique. Cette attitude qui banalise les traitements psychologiques fait écho à la banalisation du discours psychologique dans la société moderne. Chacun peut ainsi se prétendre « psychothérapeute » au prétexte qu'il possède quelques notions en psychologie. Cette socialisation du discours psychologique fait perdre de vue la très grande spécificité des approches psychothérapiques. Elle est liée essentiellement à la vulgarisation du discours psychanalytique. Cette (mé)connaissance de ce que représente l'apport de la psychanalyse réduit à un discours explicatif sur l'autre (plutôt que sur soi d'ailleurs) que chacun pourrait produire et qui semble suffisant « pour comprendre », obère ce qui constitue en réalité l'apport de cette technique : une remise en cause radicale de l'évidence des explications psychologiques et la nécessité d'un cadre relationnel spécifique pour tenter d'approcher le « sens latent » des comportements. Ce « sens latent » vient le plus souvent contredire la compréhension immédiate que chacun peut avoir en s'efforçant par le simple travail (psycho)logique de comprendre son prochain. Le terme de métapsychologie pour qualifier la nature de la lecture à l'œuvre dans l'échange psychanalytique vient pourtant bien marquer cette différence d'avec une lecture (psycho)logique ou de « sens commun ».

Nous avons choisi de définir les différentes formes de psychothérapies, pragmatiquement, par leur objectif. Toutes se prévalent de la capacité à obtenir un changement par une action d'ordre psychologique. Cette définition leur impose de définir la manière dont elles opèrent, c'est-à-dire de fournir une explication de leur action thérapeutique. Cette explication des mécanismes de changement sur lesquels elles agissent alimente la théorie qui sous-tend tel type de psychothérapie. Cette définition permet de réduire le nombre des psychothérapies pouvant se prévaloir de remplir ces exigences ou de tenter de le faire. Des quelque quatre cents psychothérapies actuellement recensées, nous traiterons des plus fréquemment utilisées en psychiatrie qui toutes peuvent se référer à un corpus théorique et à un cadre technique supposé mettre en œuvre les mécanismes de changement prévus par la théorie. Ce sont, nous l'avons dit, la psychanalyse et ses dérivées, les thérapies systémiques, les thérapies cognitivo-comportementales, la psychothérapie dite humaniste.

Quelques connaissances générales préalables doivent être rappelées. L'efficacité d'une psychothérapie serait liée à deux types de facteurs : les facteurs spécifiques (liés à la technique elle-même) et les facteurs non spécifiques. Certains auteurs se sont attachés à mesurer la part de chacun de ces facteurs dans l'efficacité constatée. Cet exercice nous paraît relativement artificiel compte tenu des incertitudes sur la manière exacte dont les différentes techniques agissent et donc de la difficulté à distinguer dans les facteurs supposés à l'œuvre ceux qui ne relèveraient pas de la technique elle-même.

Aucune étude n'a pu faire la preuve d'une différence d'efficacité, notamment entre des techniques essentielles comme la psychanalyse et les thérapies cognitivo-comportementales. Cette donnée ne peut être tenue pour définitive. En effet, les critères de comparaison choisis ne semblent pas suffisants pour pouvoir considérer qu'il s'agit bien de recherches d'évaluation comparative. La plupart des travaux sur l'évaluation de l'efficacité des psychothérapies portent sur une technique donnée. Quant aux études comparatives, le choix des critères favorise toujours l'une ou l'autre technique. Ainsi, en regard du temps psychique du patient, la durée du traitement varie selon que l'on se fixe des objectifs à court terme comme le font les thérapies cognitivo-comportementales ou des objectifs à plus long terme comme le prévoient les approches psychanalytiques. De même, les processus de changement impliquent, pour être mobilisés, des périodes de temps différentes. Les techniques s'appuyant sur les lois de l'apprentissage peuvent espérer éteindre des comportements anormaux dans des temps courts. Les techniques psychanalytiques qui passent par le développement d'une névrose de transfert pour agir demandant des temps plus longs. L'absence de données comparatives fiables et reproductibles peut être mise sur le compte de l'absence de cadre méthodologique permettant réellement de comparer, dans des termes également pertinents pour chacune des techniques, l'efficacité de chacune d'elles. Nous faisons l'hypothèse que cette difficulté à poser un tel cadre tient au cloisonnement des savoirs. Il y a toute raison de penser que, si le débat peut s'ouvrir pour penser la complémentarité des pratiques, de telles études comparatives non seulement seront possibles, mais s'imposeront. Par ailleurs, dans chacun des champs théoriques, des travaux de plus en plus sophistiqués sont réalisés pour affiner les critères d'évaluation pertinents en regard de la technique.

• La psychanalyse et ses techniques dérivées

La théorie psychanalytique est venue offrir à la psychiatrie une opportunité de traitement sans précédent. La psychiatrie s'est ainsi approprié la technique psychanalytique et en a fait, dans la logique médicale qui est la sienne, un outil de traitement. Cette appropriation par la psychiatrie de la psychanalyse continue de poser problème. En effet, même si, en tant que médecin, Freud a décrit l'hystérie avec le souci, proprement médical, d'offrir à ces patients un traitement spécifique, la théorie psychanalytique s'est éloignée de la logique médicale pour s'élaborer comme modèle de l'humain. Les buts thérapeutiques se sont peu à peu éloignés d'une visée proprement médicale de suppression des symptômes pour tendre vers « l'appropriation par le sujet de sa vie psychique inconsciente[12] », c'est-à-dire de la règle freudienne posée à la cure psychanalytique selon laquelle « là où ça était, le sujet doit advenir ». Il est d'ailleurs habituel de rappeler que, pour la psychanalyse, la guérison des symptômes, lorsqu'ils existent, n'est pas un but en soi. Il ne viendrait que de surcroît. Plus précisément, l'objectif de la psychanalyse est « de renforcer le Moi, de le rendre plus indépendant vis-à-vis du Surmoi, d'élargir son champ de perception et de transformer son organisation afin qu'il puisse s'approprier de nouveaux fragments du ça. Là où était le ça, le Moi doit advenir[13] ».

Ainsi, la résolution des symptômes s'inscrit dans un objectif plus large qui permet de parler de thérapie recons-

---

12. B. Brusset, *Les Psychothérapies*, Paris, PUF, « Que sais-je ? », 2003, p. 32.
13. A. Braconnier, *Psychologie dynamique et psychanalyse*, Paris, Masson, 1998, p. 26.

tructive, celui d'un changement structural (topique) de la personnalité.

Mais il est essentiel de bien comprendre ce que sous-entend ce propos. Il ne s'agit pas, dans la logique freudienne, d'autoriser, en les révélant, la réalisation de toutes les motions pulsionnelles « censurées » par la société. Il s'agit, en rendant conscients au sujet les sentiments qui l'animent, de lui donner un degré de liberté supplémentaire lui permettant de mieux orienter ses choix de vie.

Pierre Fédida[14], dans son dernier ouvrage sur la dépression, décrit magistralement la manière dont la psychanalyse peut permettre de gagner de tels degrés de liberté. La rencontre du sujet avec la souffrance psychologique peut constituer pour lui une opportunité. En effet, dans la mesure où elle lui impose, en modifiant son rapport au monde, de prendre en compte sa vie mentale, elle lui offre la chance, en s'interrogeant sur elle, de gagner cette liberté.

Appliquée au champ médical, la psychanalyse rejoint la définition initiale que Freud médecin en donnait en 1922 : « La psychanalyse est le nom : d'un procédé pour l'investigation de processus mentaux à peu près inaccessibles autrement ; d'une méthode fondée sur cette investigation pour le traitement des désordres névrotiques ; d'une série de conceptions psychologiques acquises par ce moyen et qui s'accroissent ensemble pour former progressivement une nouvelle discipline scientifique[15]. »

Plus que la découverte de l'inconscient, c'est la découverte d'un procédé pour y accéder et d'une technique pour en soigner les dérèglements qui constitua une révolution. La psychologie dite « psychodynamique » ou « métapsychologie » issue des découvertes freudiennes propose un corpus théorique construit à partir d'une pratique clinique, la psychanalyse. Bien avant Freud, l'existence de motions

____

14. P. Fédida, *Des bienfaits de la dépression*, Paris, Odile Jacob, 2001.
15. Cité par P. Jeammet et coll., *Psychologie médicale*, Paris, Masson, 2e édition, 1996, p. 35.

inconscientes influençant le comportement humain était largement décrite aussi bien dans le champ de la philosophie que dans celui de la littérature. Mais le mérite revient à Freud d'avoir offert, à partir de cette importance conférée à l'inconscient, une technique susceptible d'y avoir accès et un cadre théorique pour le penser. C'est à partir des travaux de Charcot, neurologue à la Salpêtrière, sur l'hystérie, des effets de l'hypnose sur ces troubles, de sa connaissance des travaux de l'école de Nancy sur la suggestion verbale et de la cure par la parole de son ami Breuer que Freud acquit la conviction de l'importance de l'inconscient pour expliquer certains troubles, mit en place une technique susceptible d'y avoir accès, le cadre de la cure type, et proposa, au fur et à mesure que les faits cliniques le rendaient nécessaire, une construction théorique qui évoluera tout au long de sa vie, la théorie « métapsychologique ».

Les faits psychiques se prêtant à son questionnement, qu'il supposait en lien avec l'inconscient, ont été aussi bien les symptômes de patients présentant des troubles mentaux que les actes dits « manqués », échappant au contrôle conscient du sujet et auxquels une intention « non consciente » pouvait être prêtée, que le contenu des rêves, « voie royale de l'inconscient », ou les comportements et contenus de pensée qu'il constatait lors des cures psychanalytiques.

La technique psychanalytique repose sur une consigne, celle des associations libres du patient, grâce auxquelles l'inconscient pourra s'exprimer à l'insu du patient lui-même (« Je laisse au malade le soin de choisir le thème du travail journalier et prends par conséquent chaque fois pour point de départ la surface que son inconscient offre à son initiative », dit Freud).

Pour permettre au sujet d'accéder à son monde de représentations inconscientes, le cadre psychanalytique impose une modalité très singulière de relation. En particulier, l'effacement du psychanalyste comme personne réelle est indispensable au développement du transfert, défini comme « un processus inconscient d'actualisation avec l'analyste des conflits intrapsychiques en rapport avec les objets du passé infantile (les imagos parentaux électivement)[16] ». À propos du transfert, Freud écrit : « Il ne faut pas croire que c'est l'analyse qui crée le transfert et que celui-ci ne se rencontre que chez elle. Le transfert est seulement mis à jour et isolé par l'analyse. Il est un phénomène universellement humain, décide de la réussite de toute influence médicale ; il domine même d'une manière générale les relations d'un individu à son entourage humain[17]. » Il y a donc, dans ce que l'on nomme communément le transfert, à la fois répétition et externalisation, sur la personne du psychanalyste, des modalités relationnelles acquises dans l'enfance.

L'interprétation analytique porte sur ce que le sujet exprime de lui dans le transfert. La « neutralité bienveillante » du psychanalyste ne signifie pas autre chose que cette nécessaire absence de « gratification directe, de conseils, de jugements, de suggestion » qui permet l'établissement de cette communication d'*insight*. Le nombre souvent élevé de séances hebdomadaires n'a pas d'autre but que le déploiement de cette scène intérieure sur l'espace constitué par la relation avec l'analyste. Un nombre insuffisant de séances, les passages à l'acte ou l'engagement personnel trop grand du psychanalyste peuvent bloquer le développement de la névrose de transfert et conduire à stériliser la démarche. En particulier, le silence de l'analyste, s'il n'est jamais absolu du fait de la trop grande frustration qu'il peut engendrer, notamment chez certains sujets, est nécessaire pour que l'inconscient pulsionnel puisse se manifester, « faute de quoi l'élaboration interprétative risque fort de rester de l'ordre du conscient et du préconscient[18] ». On comprend facilement les résistances que le sujet pourra développer dans cette « mise en

____

16. B. Brusset, *op. cit.*, p. 33.
17. Cité par A. Braconnier, *op. cit.*, p. 19.
18. B. Brusset, *op. cit.*, p. 37.

scène » de son inconscient. Les sollicitations en direction du psychanalyste pour qu'il accepte une modalité d'échange plus habituelle sont fréquentes. Celui-ci doit résister à ces tentatives d'établissement d'une communication narrative ou interactive en lieu et place de la communication d'*insight* qui doit s'instaurer pour que le processus de changement se réalise.

À partir de sa propre analyse et de celle de ses patients, Freud va construire, tout au long de son œuvre, un modèle du fonctionnement intrapsychique : les étapes de son développement, sa structure (sous la forme d'instances : Moi, Surmoi, Ça) et ses modalités de fonctionnement, notamment les mécanismes de défense mis en jeu pour résoudre des conflits internes, au premier rang desquels le refoulement.

Freud offre un exemple très remarquable de la manière dont se construit, à partir des données cliniques obtenues auprès du patient, sa théorie de l'inconscient. Sa démarche représente celle de tous les psychanalystes après lui. Il s'agit typiquement d'une démarche clinique, où les données issues de la cure psychanalytique vont venir interroger le modèle théorique qui vise à en rendre compte. Freud déploie, avec l'art qu'on lui connaît, cette démarche dans la plupart de ses textes. Il suffit de relire *L'Interprétation des rêves*[19] pour s'en convaincre. La démonstration de ce que représente la lecture freudienne des rêves permet de lever quelques confusions véhiculées par les médias. La première de ces confusions concerne l'équivalence qui existerait entre un symbole extrait d'un rêve et son interprétation. Ainsi, « perdre une dent » aurait un sens immuable. Freud nous montre qu'il n'en est rien. Interpréter un rêve n'est possible que si le contexte dans lequel il s'inscrit est suffisamment élargi pour démasquer le sens qui s'y cache. Ainsi, contrairement aux idées reçues, le seul exposé du rêve ne permet pas d'offrir le matériel suffisant pour en dégager le sens.

---

19. S. Freud (1900), *L'Interprétation des rêves*, Paris, PUF, 1967.

Selon l'enseignement freudien, ce sont les données des « associations libres » que le sujet éveillé va pouvoir produire à partir du rêve qui seront les meilleurs guides au travail interprétatif. Le rêve se comporterait comme un espace de mise en scène pour l'inconscient dans le sommeil et comme un catalyseur pour le travail associatif à l'état de veille. En d'autres termes, le rappel du rêve permettrait au veilleur de réactiver les traces d'un inconscient récemment agi dans le rêve et qui, malgré les efforts (inconscients, c'est-à-dire les résistances) faits par le sujet pour en effacer le contenu gênant, s'infiltreraient dans le discours produit par les associations libres. C'est aussi pour cette raison qu'il est si difficile d'interpréter ses propres rêves, la censure exercée sur son inconscient venant empêcher le travail de repérage du sens du discours produit sur le rêve. Seul un tiers, le psychanalyste, inscrit au plus près du déroulement du travail psychique de son analysant, suffisamment neutre affectivement vis-à-vis de lui et libre vis-à-vis de ses propres productions mentales, pourra réaliser ce repérage. C'est dans le souci de contrôler ses interprétations et pour éviter qu'elles ne représentent plus ses propres motions internes que celles de son analysant que le psychanalyste doit être à l'écoute de ses propres mouvements vis-à-vis du patient. Ce « contre-transfert » lui impose une extrême liberté de pensées et de ressenti car il ne s'agit pas pour lui de nier ses mouvements internes mais bien plutôt de s'en servir pour penser la relation dans laquelle lui et son patient se trouvent. Les exigences du travail psychanalytique expliquent la longue formation qui s'impose aux futurs psychanalystes. Cette formation, qui dans les écoles psychanalytiques françaises se déroule sur plusieurs années (en règle générale, six à huit ans), comporte à la fois une psychanalyse personnelle, une formation théorique indispensable pour guider la pratique et réfléchir le matériel fourni par l'analysant, et une formation pratique sous la forme de supervisions de sujets.

L'œuvre freudienne marque, d'une part, son attachement proprement médical à introduire la psychanalyse comme modèle des troubles psychiatriques et technique de soins adaptée à ces troubles, et pose, d'autre part, la démarche psychanalytique comme moyen d'acquisition d'un savoir, « série de conceptions psychologiques acquises par ce moyen et qui forment une nouvelle discipline scientifique ».

En proposant une « méthode pour le traitement des désordres névrotiques », la position de Freud est emblématique des liens forts posés dès l'origine entre la psychanalyse et la psychiatrie. Cette affirmation ouvre la question des indications de cette technique pour des patients présentant des troubles psychiatriques manifestes. Selon Freud, la psychanalyse ne peut agir qu'à condition qu'une névrose de transfert se développe dans la relation psychanalytique. Il pose ainsi le lien entre le développement de la névrose de transfert (modalité de développement de la relation du patient sur son thérapeute) et l'efficacité thérapeutique sur la névrose clinique (les troubles constatés en clinique). C'est pourquoi Freud psychanalyste et médecin conclut, à la fin de sa vie, que l'ensemble des troubles psychiatriques regroupés classiquement aujourd'hui sous le terme de névroses[20] sont accessibles à un traitement psychanalytique, mais que les névroses dites actuelles et les psychoses ne le sont pas. Cette affirmation ne signifiait pas que les psychoses ne pouvaient pas s'expliquer, tout comme les névroses, par des causes « méta » psychologiques, mais que ces états n'étaient pas accessibles au cadre de la cure dans la mesure où les patients qui en étaient atteints ne développaient pas de névrose de transfert, nécessaire au travail psychanalytique.

Après Freud, ses successeurs ont tenté de « pousser » les limites pratiques et théoriques de la psychanalyse. Ils ont élargi le cadre de son application notamment aux

---

20. Dans lesquelles, nous le rappelons, pour Freud, les spécificités de chaque structure de personnalité expliquaient les symptômes. Ce sont les névroses hystérique, obsessionnelle et phobique.

psychoses en en proposant des aménagements techniques permettant de lever les réserves freudiennes. Ainsi, là où Freud posait la psychose comme une « mauvaise indication » de la psychanalyse, d'autres auteurs après lui ont apporté la preuve que l'investigation psychanalytique permettait d'enrichir considérablement la connaissance et la compréhension des sujets psychotiques. Pour ce faire, ils se sont déliés du dogme freudien selon lequel une investigation réelle des processus inconscients n'était possible que lorsqu'une névrose de transfert se mettait en place dans la relation psychanalytique. En somme, tout en concédant à Freud le fait que, dans la relation psychanalytique, les psychotiques ne développaient pas de névrose de transfert, ils ont montré que d'autres modalités de développement transférentiel autorisaient une investigation psychanalytique (chez les psychotiques, la « psychose de transfert »). D'autre part, tout en concédant à Freud, qui a toujours fortement lié processus de compréhension et processus de traitement, que la cure psychanalytique ne pouvait opérer avec les psychotiques de la même manière qu'avec les névrosés, ils ont, d'une part, montré que des aménagements du cadre pouvaient rendre possible un travail psychanalytique avec ces patients et, d'autre part, que les connaissances acquises sur les modalités de fonctionnement de l'appareil psychique du psychotique pouvaient être utilisées pour guider la prise en charge indépendamment du traitement psychanalytique. Ils ont par ailleurs introduit une plus grande prise en compte de la réalité externe du sujet dans la technique — ce sont les psychothérapies psychanalytiques. Enfin, ils ont étendu l'application de la théorie à l'étude de groupes : famille, couple, dyade mère-enfant...

Aujourd'hui, en dehors de la psychanalyse proprement dite et des psychothérapies analytiques, cette lecture prévaut dans des approches comme le psychodrame analytique, les thérapies corporelles (avec ou sans relaxation), les thérapies familiales, les thérapies mère-enfant, les psychothérapies brèves, centrées sur une problématique particulière. Par ailleurs, dans le travail en institution psychiatrique, dans la démarche du psychiatre ou dans celle du psychologue, les professionnels utilisent largement leur compétence psychanalytique.

Ainsi, pour s'adapter à la prise en charge de situations cliniques de plus en plus diversifiées, la psychanalyse a eu à adapter son cadre technique. La psychanalyse des enfants, des adolescents, de pathologies du narcissisme comme les états limites ou les psychothérapies des psychotiques ont nécessité de tels aménagements du cadre d'origine de la cure type.

Ces aménagements ont aussi été nécessaires pour répondre aux critiques qui ont été adressées à la psychanalyse. Ainsi, le risque de dépendance au psychanalyste, induit par la relation transférentielle ou la régression affective à laquelle peut amener le travail intrapsychique, a conduit à proposer des traitements psychanalytiques moins « intensifs ».

La psychothérapie psychanalytique est une réponse à certaines de ces exigences. Cette technique, utilisant le plus souvent le face-à-face, propose habituellement une séance hebdomadaire plutôt que le rythme classique que la psychanalyse recommande d'une séance deux à quatre fois par semaine.

Les différences existant entre psychothérapie psychanalytique et psychanalyse sont l'objet de très nombreux débats au sein du champ psychanalytique. Daniel Widlöcher pose la question qui s'impose face à cet assouplissement du cadre, « À quoi tient qu'un vrai travail psychanalytique est possible malgré la modification du cadre ? », pour insister sur ses risques : « La difficulté tient au fait que cette extension et cette diversification sont allées dans le sens d'un allégement du cadre thérapeutique : moins de séances, en face à face, moins d'interprétation (l'"écoute" seule est parfois tenue pour suffisante) ou, au contraire, des interventions plus nombreuses portant sur la vie du patient (et non plus sur le transfert dans la relation thérapeutique, ni sur les seules activités mentales du patient en séance)[21]. »

B. Brusset souligne lui aussi le risque d'« abandon de la rigueur de la psychanalyse ». Il dénonce certaines pratiques dites psychanalytiques qui, sous le prétexte de limiter les effets délétères de la psychanalyse, vont promouvoir un « retour à des méthodes préanalytiques, dont la suggestion et l'hypnose ou diverses formes de manipulations » qui témoignent d'un « activisme thérapeutique » en rupture avec les objectifs de la psychanalyse, « soit, dit brièvement, de rendre conscient l'inconscient[22] ».

Ces modalités techniques d'aménagement se donnent en réalité pour but d'aider et de diriger le malade en vue d'une meilleure adaptation à la vie sociale, cet objectif autorisant notamment l'usage « d'interventions permissives ou interdictrices ».

Les psychothérapies psychanalytiques, au contraire, suivent les règles fondamentales de la psychanalyse, et les interventions, si elles sont nécessaires, doivent préserver l'intégrité de l'espace psychanalytique. Le face-à-face est souvent de gestion plus difficile que le cadre de la cure type où le psychanalyste est hors de la vue du sujet. En effet, « toute la difficulté (pour le psychanalyste) est de rendre compatible la compréhension psychologique, qui suppose empathie et implication intersubjective, et l'écoute métapsychologique, attentive aux manifestations de l'inconscient et à la conflictualité intrapsychique ». En pratique, « cette double exigence détermine le jeu variable de la distance opportune du degré de présence et d'effacement, donc le type et le style des interventions, de la réserve et du silence[23] ».

---

21. D. Widlöcher, *Place de la psychanalyse parmi les traitements des troubles mentaux*, Paris, Douin, « Références en psychiatrie », 1998, p. 38.
22. B. Brusset, *op. cit.*, p. 29.
23. B. Brusset, *op. cit.*, p. 36.

Aux réserves près que nous venons de résumer, les indications de la psychanalyse peuvent, avec D. Widlöcher[24], schématiquement concerner : les névroses, les troubles de la personnalité et les troubles des conduites (perversion, délinquance, addictions toxicomaniaques) lorsqu'ils constituent une forme d'expression des anomalies de la personnalité (indications en « propre » de la psychanalyse) et les psychoses pour les connaissances qu'elle apporte sur le fonctionnement mental des patients psychotiques et sans lier cette connaissance à l'indication de psychanalyse qui, chez ces patients, a montré ses limites. Par ailleurs, la psychanalyse offre un modèle de compréhension unique de la relation thérapeutique.

D'un autre côté, poser une indication de psychanalyse impose, comme le dit D. Widlöcher, non seulement de s'interroger sur la nécessité d'un tel traitement pour un patient donné et en regard des autres possibilités thérapeutiques, mais également de se questionner sur sa faisabilité, en tenant compte non seulement des dispositions d'esprit et des attentes du patient, mais aussi des altérations propres à sa pathologie et de sa capacité à s'inscrire dans la communication dite d'*insight* qui qualifie le support relationnel du travail psychanalytique. D'une catégorie de troubles à l'autre, et d'un sujet à l'autre, ces critères se déclinent différemment. Ainsi, pour poser une indication de psychanalyse, il convient non seulement de s'assurer de la pertinence de ce traitement chez un patient donné, mais également de connaître les facteurs de contraintes propres à chaque catégorie de troubles qui pourront constituer autant de limites à sa faisabilité et d'évaluer son intérêt possible par rapport à l'efficacité d'autres techniques de soins. La possibilité de répondre, un jour, à ces questions dépend de la capacité des professionnels d'obédiences théoriques différentes à en débattre réellement.

––––––––––

24. D. Widlöcher, *op. cit.*, p. 42.

La confrontation, après Freud, avec de nouvelles données cliniques a également conduit à un enrichissement important de la théorie psychanalytique elle-même. Mais, ce faisant, l'importance des débats théoriques a éloigné les réflexions des données issues de la pratique et a introduit des « schismes » au sein de la communauté psychanalytique. Certains psychanalystes mettent en garde la discipline sur le risque de théorisation excessive et plaident pour renouer plus étroitement avec la pratique. De la méthode clinique initiée par Freud, où la pratique orientait la théorisation à la modélisation philosophique du fonctionnement humain, la vertu psychopathologique des discours, selon eux, se perd. Comme le souligne P. Fonagy[25], théorie et pratique progressent à des niveaux très différents, avec des changements mineurs dans les pratiques en comparaison des débats majeurs faits par les théories. Il va même jusqu'à dire que l'énorme développement, depuis cent ans, des travaux théoriques en regard des modifications apportées aux pratiques plaiderait pour l'indépendance de ces deux activités. C'est en dehors même de la pratique, souligne-t-il, que la théorie psychanalytique va d'ailleurs s'élaborer, s'appliquant à offrir une compréhension des troubles mentaux et, dans une moindre mesure, des autres aspects du comportement humain : littérature, arts, histoire... Cette critique n'est pas consubstantielle à la démarche psychanalytique. Elle enjoint simplement les psychanalystes à revenir dans l'élaboration théorique à une confrontation des interprétations au plus près du patient plutôt que de céder à la facilité de la théorisation.

En tant que nouvelle discipline scientifique promise par Freud, et en tant que technique de soins, la psychanalyse pose la question de la manière dont elle opère et de l'évaluation de son efficacité. Cette question en recouvre

---

25. P. Fonagy, « Reflections on psychoanalytic research problems », *in An Open Door Review of Outcome Studies in Psychoanalysis*, rapport du Research Committee of the International Psychanalytic Association, 1999, p. 21-53.

deux autres de nature différente : la psychanalyse, en tant que pratique de soins, a-t-elle les moyens d'évaluer son efficacité ? Et peut-on tester la validité de la théorie proposée par cette discipline ? La première question concerne la place de la psychanalyse comme technique de soins, la seconde se réfère à la recherche proprement psychanalytique et pose la question du statut scientifique, annoncé par Freud, du modèle psychanalytique.

Seule la première question nous retiendra ici, dans la mesure où notre objet est la complémentarité des pratiques qui impose donc l'évaluation de leur efficacité comparée. Cette évaluation s'impose, comme à tout autre modalité de soins, si la psychanalyse revendique un statut thérapeutique. Cette exigence s'inscrit dans l'éthique de la médecine et s'impose en termes d'économie de la santé. Dans un système de santé où, en tant que traitement, la psychanalyse pourrait relever du système de remboursement de la Sécurité sociale, elle doit apporter des preuves de son efficacité. Cette question est l'objet d'une littérature abondante. Il n'est pas dans l'objectif des auteurs de la détailler. En guise de résumé, si l'efficacité de cette approche peut être tenue pour acquise, elle n'a jamais montré de résultats plus constants ou plus importants que d'autres traitements psychologiques, comme, par exemple, les thérapies cognitivo-comportementales. Concernant le degré de preuves nécessaires à la psychanalyse pour s'affirmer comme technique de soins et légitimement revendiquer ce statut, en particulier dans le champ de la psychiatrie, il dépend étroitement des exigences d'instances extérieures aux soins, comme le sont les caisses d'assurances maladie. Il faut souligner les risques d'une recherche de la confirmation par la preuve et de l'aveuglement auquel peut conduire l'illusion scientifique. Tous les traitements, notamment les traitements psychologiques, ont à faire la preuve que leur efficacité tient bien aux processus de changement que le modèle qui les sous-tend propose. Or il est extrêmement difficile de prouver que, si une technique de soins fonctionne, c'est en raison de l'avancée du modèle théorique. La même critique pourrait être adressée aux thérapies cognitivo-comportementales. L'efficacité de cette approche n'est ni plus constante ni plus importante que celle de la psychanalyse, et des différences semblent se dessiner en faveur de la psychanalyse sur le long terme.

Il n'en demeure pas moins que cette exigence de validation est légitime dans le système de santé actuel. Il n'est sans doute pas abusif de souligner le risque, pour la psychanalyse, riche d'un corpus théorique imposant, de la circularité. Cette circularité s'exprime par le fait que le regard porté sur les faits serait orienté par la théorie et les sélectionnerait de manière *ad hoc* pour s'accorder avec les idées préconçues préalables. En cela, et selon le principe de circularité, aucune réfutabilité ne serait possible. C'est là encore en revenant au cas clinique et à une confrontation des « hypothèses » cliniques possibles que ce risque pourra être réduit.

P. Fonagy[26], en conclusion d'un article consacré à ce sujet, écrit : « Des études d'efficacité sont nécessaires — mais elles sont la bonne réponse à une mauvaise question et en tant que telles, elles ne peuvent donner de résultats entièrement satisfaisants. » Cette remarque fait suite à ce que Freud lui-même soulignait : « Une psychanalyse (et nous pourrions ajouter toute approche psychodynamique) n'est pas une recherche scientifique impartiale mais un acte thérapeutique. Elle ne cherche pas, par essence, à prouver mais à changer quelque chose[27]. » Pour beaucoup de psychanalystes, ce que la psychanalyse apporte constitue, au plan scientifique, sa limite maintes fois rapportée : la confusion entre l'observateur et l'observé, ce que R. Perron[28] exprime en disant : « Les critères de sciences dures ne peuvent être appliqués aux données et aux procédures classiques de la

---

26. P. Fonagy, *op. cit.*, p. 22.
27. Cité par S. Ionescu, « L'évaluation des psychothérapies », in *Psychothérapies*, Paris, Odile Jacob, 1998, p. 178.
28. R. Perron, « Reflections on psychoanalytic research problems », *in* P. Fonagy (éd.), *op. cit.*, p. 9-20.

psychanalyse. Toutes procédures tentant de les utiliser détruiront l'objet réel de la recherche. » Cependant, d'autres psychanalystes plaident pour une telle évaluation et proposent des cadres pour la rendre possible.

En référence à ces quelques données issues de la littérature psychanalytique, nous proposons de considérer que la psychanalyse ne doit pas se fixer pour objectif de répondre aux critères de scientificité au sens où les sciences les définissent, c'est-à-dire une situation dans laquelle tous les paramètres influençant l'objet étudié sont contrôlés. Aucune action thérapeutique, d'ailleurs, ne peut prétendre à une telle exigence, dans la mesure où l'« objet » lui-même (le patient) ne peut être « opérationnalisé » pour se prêter à une réelle mise en question expérimentale. De la recherche à la clinique, il y a la différence de la réduction opérée sur l'objet. On peut en outre souligner que le poids accordé à la technique, particulièrement fort dans les approches dont le cadre de l'évaluation se rapproche de la méthode scientifique, laisse de côté la prise en compte de facteurs généraux qui, dans la pratique, sont pourtant opérants. Ainsi, il est une évidence pour tout clinicien que l'efficacité d'un médicament, que les études pharmaco-cliniques évaluent dans un cadre qui élimine volontairement l'influence des facteurs généraux, tient pour partie à ce que ces mêmes études nomment l'effet placebo, évalué grossièrement de 15 % à 75 % d'un auteur à l'autre. En somme, ce que les études dites scientifiques considèrent comme un biais à éliminer (l'effet placebo) constitue pour certaines approches psychologiques un facteur déterminant à expliquer, que seule l'exploration des facteurs subjectifs peut permettre de faire. Cette constatation vise simplement à rappeler que toute « intervention » thérapeutique, si « technique » soit-elle, met en jeu des facteurs subjectifs de changement dont l'importance reste difficile à évaluer.

Avec l'introduction de la pharmacopée d'abord, puis d'autres traitements psychologiques des troubles mentaux ensuite, la psychanalyse a vu son champ d'application remis en question. Sur un plan théorique, ces deux nouveaux champs de connaissance prétendent offrir, eux aussi, des modèles explicatifs du comportement humain et de ses troubles.

Indépendamment de l'évolution de la société qui a fortement influencé ce détournement d'un abord de la psyché imposant un coût important à l'individu (non seulement financier, mais d'investissement personnel sur le long terme), c'est dans la confrontation avec les autres techniques de soins que la psychanalyse a eu à s'expliquer.

Comme le souligne P. Fonagy[29], la réponse des psychanalystes a été défensive plutôt qu'accueillante à ces avancées remarquables de la connaissance et aux innovations techniques qu'ont constituées l'introduction des psychotropes et l'élaboration de nouveaux traitements psychologiques. La croyance irrationnelle prévalente apparut être que les connaissances chèrement acquises de la psychanalyse pourraient être détruites plutôt qu'élaborées et enrichies par les nouvelles méthodes d'investigation.

La psychiatrie plus que la psychanalyse est confrontée à cette question, sa pratique la confrontant au choix de différentes techniques de soins, et les médicaments venant imposer de répondre à la question des rapports entre biologie et métapsychologie. Cette prise en compte est nécessaire si l'on accepte de relever le challenge de penser la complémentarité des pratiques, et d'amener chaque courant théorique et les pratiques qu'ils sous-tendent à ouvrir le débat que le choix thérapeutique face à des troubles psychiatriques impose.

En effet, les connaissances acquises avec l'introduction de nouvelles techniques d'investigation du fait psychique et de ses troubles réactivent la question de la décision thérapeutique et du choix de la technique appropriée pour mobiliser les ressources de l'individu et lever les contraintes psychiques dont les troubles témoignent. Ce n'est que

---

29. P. Fonagy, *op. cit.*

dans une confrontation des attendus de chaque technique de soins, dans des troubles distingués sur des bases facilitant cette confrontation, que la psychanalyse, comme les autres techniques de soins, pourra à la fois penser et nuancer l'apport qu'elle représente dans une réflexion sur la complémentarité des pratiques. Ainsi, si la question « psychiatrie et psychanalyse » devait être posée, il faudrait l'envisager dans la confrontation de la psychanalyse avec l'ensemble des autres courants théoriques qui traversent le champ de la psychiatrie. À ce titre, il serait légitime de poser la psychiatrie comme un des avenirs possibles de la psychanalyse, là où d'autres songeraient à dissocier résolument les deux disciplines comme deux champs de savoir distincts et incompatibles, l'un relevant des sciences humaines (la psychanalyse), et l'autre des sciences de la vie (la psychiatrie, inscrite dans le champ médical). Pour rendre possible cette nécessaire confrontation des savoirs, il est essentiel de revenir sur le terrain de la pratique.

Malheureusement, comme le souligne P. Fonagy[30], il est extrêmement rare que les auteurs prennent en compte la façon dont les observations peuvent être rapportées par des cadres théoriques autres que ceux qu'ils épousent eux-mêmes. Il n'y a pas de tradition d'études comparatives psychanalytiques où les autres points de vue théoriques sont considérés côte à côte dans un contexte spécifique.

Situer la place de la psychanalyse en psychiatrie impose de reconnaître l'apport considérable qu'elle y représente. Au-delà de tout ce que nous avons déjà souligné, elle offre un outil d'analyse irremplaçable de la démarche de soins. Elle permet en effet de penser ce qui se joue dans la relation thérapeutique pour le patient, mais aussi pour le praticien, d'aborder la question du sens pour le sujet atteint de troubles psychiques, de penser les effets de la prescription médicamenteuse sur l'éco-

---

30. P. Fonagy, *op. cit.*

nomie psychique des symptômes, d'offrir une grille de lecture pertinente pour aborder la question de la compliance aux soins et plus largement de l'engagement du sujet dans le projet de soins, de guider la décision thérapeutique en l'inscrivant dans le projet de vie du patient tel que la lecture psychanalytique peut permettre de le comprendre, d'envisager l'influence de la famille sur l'économie psychique du patient et d'évaluer l'opportunité de proposer un travail psychothérapique familial, de donner sens aux actes thérapeutiques qui jalonnent la démarche de soins, qu'il s'agisse, en hospitalisation, des réponses des différents membres de l'équipe soignante du patient ou, en ambulatoire, de la qualité des relations entretenues avec d'autres professionnels du soin, au premier rang desquels les médecins généralistes, et, enfin, de donner sens aux multiples facteurs d'environnement susceptibles d'influencer à court, moyen ou long terme le devenir du patient.

Mais les critiques qui ont été formulées à son encontre ont été nombreuses. C'est en s'appuyant sur elles que de nouvelles approches psychologiques vont tenter de l'écarter, notamment, du domaine sanitaire duquel elle est issue. Les thérapies cognitivo-comportementales se sont ainsi posées dans un rapport de rivalité avec les techniques psychanalytiques.

• Les thérapies cognitives et comportementales (TCC)

Le béhaviorisme a rompu avec la psychanalyse en opposant un ostracisme radical aux phénomènes mentaux. Affirmant l'impossibilité de connaître ce qui échappait à l'observation, il est venu redonner force à la conscience comme espace thérapeutique et à l'apprentissage comme levier de changement. Selon cette théorie, les comportements anormaux sont acquis par apprentissage et peuvent s'éteindre par différentes modalités de déconditionnement. En cela, elles s'inscrivent dans une démarche radicalement opposée à celle de la psychanalyse, négligeant l'influence des déterminismes inconscients ou du moins la possibilité d'y avoir accès.

Les thérapies cognitives ont tenté de répondre aux limites des thérapies comportementales, réduites à des apprentissages de comportement. Elles déplacent leur *focus* des comportements observables aux représentations mentales, supposées organisées en « schémas cognitifs » inconscients, de fonctionnement automatique, s'actualisant en présence de certains stimuli extérieurs. Ces schémas, acquis par apprentissage à partir de dispositions innées, seraient stockés dans la mémoire. Des « processus cognitifs »[31] transformeraient ces schémas en pensées

---

31. La levée d'une ambiguïté s'impose quant aux différents champs que recouvre le terme de « cognitif ». Lorsqu'il s'agit du traitement psychologique, on parle de thérapie cognitive ou cognitivo-comportementale. Lorsqu'il s'agit du nouveau modèle scientifique de la pensée utilisé pour étudier les fonctionnalités du cerveau et les relations entre cerveau et comportements, on parle de neurosciences cognitives ou de neuropsychologie cognitive.
Les « processus cognitifs » inconscients postulés par les théories cognitives n'ont rien de commun avec les mécanismes cognitifs étudiés par les neurosciences cognitives.
La neuropsychologie cognitive en tant que domaine de recherche décrit les mécanismes élémentaires de la pensée, universaux cognitifs, permettant de faire le lien entre les fonctionnalités du cerveau et le comportement. Elle représente une révolution dans la manière de concevoir les rapports entre comportement et cerveau.
Le postulat de ce nouveau modèle est qu'il est impossible de chercher à faire le lien directement entre le cerveau et un comportement donné. Ce serait renouer avec une approche anatomoclinique dont les limites sont bien connues. D'une part, la neuropsychologie postule qu'il n'y a aucune raison scientifique de penser que le comportement que nous observons cliniquement a une inscription cérébrale directe. Il est au contraire légitime de poser que le comportement peut se décomposer en éléments de production plus élémentaires qui, outre qu'ils se prêtent à une mise en question expérimentale, peuvent seuls prétendre à une inscription cérébrale. La valeur écologique de la réduction du comportement à ses composants plus élémentaires réside dans le fait que les processus cognitifs « isolés » artificiellement pour être étudiés dans des conditions « de laboratoire » sont bien ceux qui, noyés en situation naturelle, sont impliqués dans le comportement que l'on cherche à étudier ou dont on cherche à expliquer la déviance.
D'autre part, le modèle d'articulation proposé par la neuropsychologie cognitive ne présuppose pas de déterminisme « organique » à cette articulation. En somme, ce n'est pas parce que le cerveau est impliqué dans

automatiques facilement accessibles à la conscience. « La mise en place des pensées automatiques et des processus cognitifs s'inscrit dans un style cognitif articulé autour d'un système de croyances propre à chaque individu. Avec l'éducation, la pression familiale, l'apprentissage social et les expériences individuelles se forgent en chacun de nous des règles de vie plus ou moins impératives, des principes plus ou moins rigoureux, des postulats silencieux plus ou moins solides guidant par la suite notre raisonnement quotidien. Dans une situation donnée, la réponse de chacun va ainsi se référer à des sché-

---

le comportement qu'il en est la cause. La relation est donc de nature fonctionnelle et non causale. Cette position, qu'il est nécessaire de réaffirmer, nous prémunit contre le glissement possible de cette logique fonctionnelle à une logique lésionnelle, qui rapprocherait abusivement la psychiatrie de la neurologie.
Searle (J. R. Searle, « Le temps », *in Quelle philosophie pour le XXIe siècle ?*, Paris, Gallimard, « Folio essais », 2001, p. 199-222) définit ainsi cette position : « Il y a cinquante ans, le problème en philosophie de l'esprit était le fameux problème "corps-esprit", suivi de près par celui d'"autrui". Voici la "solution" du problème corps-esprit : nous savons, c'est un fait neurobiologique, que tous nos états mentaux sont causés par des processus neurobiologiques du cerveau. Il n'y a vraiment aucune raison de mettre ce fait en doute à ce stade de notre histoire intellectuelle. En outre, nous savons que des états mentaux, comme ma sensation actuelle de douleur, se produisent sous forme de processus dans le cerveau. Ils sont, pour utiliser un terme que j'aime employer, "réalisés" dans le cerveau. » Ainsi, les observables de l'approche neurocognitive sont les mécanismes « universels » par lesquels peuvent se réaliser les différentes conduites humaines, c'est-à-dire dont l'intégrité est nécessaire pour penser, agir, se représenter, exprimer ses émotions... et les substrats neuronaux qui en autorisent la réalisation.
Comme le note B. Brusset, « l'écart est considérable entre les sciences cognitives, actuellement confrontées aux neurosciences, et les thérapies cognitives car le niveau de la sémiologie cognitive n'est pas celui des objets des sciences cognitives, *a fortiori* dans leur rapprochement avec les neurosciences. En effet, l'objectivation des niveaux manifestes des modes de raisonnement du sujet n'indique rien des niveaux sous-jacents d'organisation ou de préorganisation et encore moins des mécanismes élémentaires » (*op. cit.*, p. 92).
Il est intéressant de s'interroger sur les raisons pour lesquelles, en psychiatrie, cette confusion persiste. Il paraît évident que la balkanisation de la discipline et les luttes théoriques qui s'y jouent ne sont pas étrangères à la manière dont la psychiatrie s'est approprié ce nouveau modèle de fonctionnement de la pensée en l'arrimant abusivement aux

mas individuels définissant une certaine vision du monde des autres et de soi-même. La nature et la qualité de ces croyances vont conditionner l'analyse des circonstances et les modalités d'adaptation : inhibition en cas de doute, de soumission et de dépendance, ou au contraire agressivité en cas de méfiance, d'intolérance et de domination. » Quant à l'émotion, « la qualification affective [des situa-

---

TCC. Ainsi, la complémentarité affichée par les cognitivo-comportementalistes avec les traitements médicamenteux, la réticence des psychanalystes pour des traitements agissant sur le psychisme autre que la psychanalyse et le rejet d'une approche « bio-comportementale » de l'homme, mêlant cognitivistes et neurobiologistes, ont conduit à renforcer l'opposition « neurobio-comportementale » et « psychanalytique », et à rapprocher abusivement le cognitivo-comportementalisme, en tant que technique de soins, des neurosciences cognitives, approche scientifique du fonctionnement de la pensée et du cerveau.
C'est en effet l'ensemble des techniques de soins reposant sur la connaissance du fonctionnement de la pensée et sur la possibilité de la mobiliser qui peuvent profiter de l'apport des neurosciences cognitives. Elles ne peuvent cependant le faire de manière comparable. Ainsi, la psychiatrie biologique, qui jusqu'alors restait attachée à faire le lien entre des entités cliniques insuffisamment définies et le niveau neurochimique d'action des psychotropes, a introduit le niveau cognitif comme « maillon intermédiaire » pour penser leur action. On peut à ce titre parler de psychopharmacologie cognitive. De la même manière, l'étude des mécanismes cognitifs sous-tendant les symptômes a permis, en utilisant les lois de l'apprentissage et en s'inspirant des données sur les stratégies opérantes développées par le mouvement cognitivo-comportemental, d'ouvrir l'application de cette technique aux pathologies plus lourdes, notamment les schizophrénies, en proposant des techniques dites de remédiation de stratégies cognitives supposées déficitaires. À ce titre, la meilleure connaissance des mécanismes cognitifs a pu fournir des cibles plus précises aux techniques cognitivo-comportementales que celles que la seule clinique avait jusqu'alors proposées. Il ne tient qu'à la psychanalyse, dans son questionnement sur la manière dont elle opère, de ne pas rester étrangère aux connaissances acquises sur le fonctionnement de la mémoire autobiographique (qui permet de repenser la question de la construction du « roman » en psychanalyse), du traitement de la métaphore et de l'effet de sens (qui permet de repenser la question de l'interprétation) ou des composants élémentaires de l'attribution intentionnelle. En somme, psychanalyse et neurosciences cognitives peuvent également partager des « objets de recherche communs ».
Il n'y a pas plus de rapport entre les neurosciences et la TCC qu'entre cette démarche de recherche et la psychanalyse. Il y a là confusion entre le niveau de la recherche scientifique et les applications que le champ clinique peut en tirer. Il est d'ailleurs tout à fait intéressant de

tions] dépend grandement des pensées, des processus et des croyances sollicités[32] ».

Les distorsions de ces processus expliqueraient les troubles constatés en clinique. À titre d'exemple, on peut citer le raisonnement dichotomique en « tout noir » ou « tout blanc », la maximalisation des échecs et la minimisation des succès, la tendance à s'attribuer la responsabilité des événements pourtant indépendants de soi...

Ces distorsions sont la cible de la thérapie cognitive. Ces traitements psychologiques visent donc à une « reconstruction cognitive » du sujet et s'appuient pour le faire sur l'autocontrole.

Il est une évidence que ces thérapies montrent une extension considérable de leur champ d'application. Le postulat selon lequel « tout est réponse apprise » l'autorise. L'une des raisons du succès de cette remédiation symptomatique réside dans la constatation que la levée des symptômes ne s'accompagne pas de l'émergence de troubles ou de symptômes d'une autre nature. Toutes les techniques utilisées visent à modifier les apprentissages en confrontant progressivement le patient aux situations concrètes dans lesquelles les symptômes apparaissent et/ou à leur apprendre à substituer aux « automatismes » de réponse des comportements plus adaptés. Longtemps réservées aux comportements phobiques, ces thérapies voient actuellement le champ de leur application s'élargir. Nous en donnerons pour preuve la liste des troubles dans lesquels elle prétend être efficace en indiquant pour chacun d'eux le type de technique de « rééducation » qu'elle propose. Nous nous référerons au livre

---

constater que les neuroscientifiques (dont procède la démarche des neurosciences cognitives) tentent d'engager le dialogue avec les psychanalystes et non avec les TCC. Un article de Kandel, neurobiologiste de renom, en témoigne (E. R. Kandel, « A new intellectual framework for psychiatry », *American Journal of Psychiatry*, n° 155, 1998, 457-469).
32. Q. Debray, B. Granger et F. Azais, *Psychopathologie de l'adulte*, Paris, Masson, 1998, p. 335-336.

Psychopathologie de l'adulte de Q. Debray et coll.[33] pour le faire.

Dans l'anxiété, la cible du traitement est les interprétations abusives attribuées aux sensations corporelles. La technique privilégiée est l'apprentissage du caractère physiologique et limité dans le temps des crises ; le traitement privilégié dans le cadre des phobies repose sur différentes techniques d'exposition ; pour lutter contre les obsessions, les techniques d'exposition avec prévention de la réponse, ou d'arrêt de la pensée par apprentissage du contrôle des obsessions, sont proposées ; pour aborder le champ de l'hystérie, le thérapeute focalise son action sur l'anxiété, utilise la relaxation et l'affirmation de soi, en apportant au sujet des rationalisations pragmatiques limitant ses interprétations irrationnelles du contexte ; enfin, les personnalités pathologiques sont décrites sous la forme de styles cognitifs. Cette notion réduit les « réponses » du sujet à des croyances dysfonctionnelles apprises. Le déconditionnement passe ici par un travail sur ces fausses croyances, sur l'acquisition d'une tolérance plus grande à ses propres limites et sur une aide à l'expression des émotions. L'usage d'un « carnet de bord » permet d'objectiver les événements sociaux et les réactions qu'ils suscitent. Ces techniques se donnent pour objectif de permettre au sujet de hiérarchiser ses buts selon une perspective moins intuitive et de lui apprendre la meilleure gestion de ses émotions et de ses réactions.

Ces techniques ne se donnent pas pour objectif la mise en place de « nouveaux comportements ». Son efficacité réside dans un meilleur contrôle des phénomènes indésirables ; ce contrôle peut s'accompagner d'un « désinvestissement » (extinction) de la conduite et, par ce biais, amener le sujet à mettre en place, secondairement, d'autres manières d'être au monde. Cependant, de plus en plus, les études se multiplient pour montrer la nécessité, pour maintenir le bénéfice obtenu, de prolonger l'appren-

---

33. *Ibid.*, p. 125.

tissage sur des temps beaucoup plus longs que ceux que les premiers résultats promettaient. Ce constat est d'une grande importance et impose de penser différemment l'intérêt de ces techniques.

Les thérapies cognitivo-comportementales constituent des techniques de soins d'utilisation assez simple, car reposant sur des modalités d'intervention clairement définies et facilement transmissibles. Par ailleurs, elles ne prennent pas en compte la subjectivité des patients ni celle des thérapeutes. C'est d'ailleurs en cela qu'elles se distinguent résolument de l'approche psychanalytique.

Fondamentalement, ces deux courants se distinguent non seulement sur un plan épistémologique, mais également sur un plan éthique. Il suffit pour s'en rendre convaincre de le lire sous la plume de deux psychiatres, l'un psychanalyste, l'autre cognitivo-comportementaliste.

L'aspect technique, l'activisme thérapeutique, la recherche de résultats rapides, la focalisation sur les symptômes au détriment du sujet, l'absence de prise en compte des désirs inconscients... « il n'y a pas à chercher plus loin : une rationalité simple sans affects[34] », résument les reproches adressés aux cognitivo-comportementalistes.

« Dans la voie ayant comme principale caractéristique de se situer dans l'ordre exclusif de la rationalité consciente, elles sont diamétralement opposées aux psychothérapies qui cherchent à enrichir l'expérience émotionnelle et affective dans l'appréhension de l'existence humaine comme totalité, et *a fortiori* dans la prise en compte de l'inconscient. [...] Elles sont, par rapport à la psychanalyse, d'orientation inverse[35]. »

Ainsi, l'une des critiques essentielles adressées aux TCC repose sur l'aspect « normatif » de ces techniques, visant plus à un contrôle des conduites anormales qu'à leur compréhension. Là où la psychanalyse se fixe comme

---

34. B. Brusset, *op. cit.*, p. 101.
35. *Ibid.*, p. 105.

objectif une plus grande liberté du sujet dans ses choix, la thérapie cognitivo-comportementale fait figure de cadre coercitif de réadaptation aux normes fixées par la société. Cette critique, dont le bien-fondé sera laissé à l'appréciation du lecteur, ne doit pas faire méconnaître l'intérêt thérapeutique de ces nouvelles techniques de soins dans certaines situations, pour certains patients et, souvent, à certains moments de leur évolution. Elles s'attachent à préserver la subjectivité de la personne en instaurant une pratique très « technique », orientée non pas sur le patient mais sur ses troubles, en renforçant une alliance avec lui autour de l'objectif de leur disparition. À certains égards, le praticien se comporte comme un « éducateur » utilisant l'apprentissage pour rééduquer le patient et lui apprendre de nouveaux comportements plus adaptés.

Dans l'idée de situer la place de chacune de ces techniques, B. Brusset propose de réserver l'approche CC aux sujets ne pouvant pas bénéficier d'une psychanalyse ou d'une psychothérapie psychanalytique. Ainsi, les sujets opposant à toute investigation psychologique et rassurés par l'aspect technique et extérieur au sujet des TCC, les « limites des possibilités de verbalisation » ou « l'ancienneté des symptômes devenus des habitudes, des automatismes plus ou moins déconnectés de la vie psychique[36] » seraient autant de situations pouvant justifier le recours aux TCC. Cette position pourrait conduire à tenir les TCC pour un traitement succédané à la psychanalyse. Or, dans l'idée de penser la complémentarité des pratiques, il faut envisager différemment la place respective de ces deux types de traitements psychologiques.

Du côté des TCC, les reproches en direction de la psychanalyse ne sont pas moins vifs. Q. Debray et coll. écrivent : « Ceux qui pendant des années ont fait parler

---

36. Ou, si l'on accepte cette notion d'Anna Freud, des « sous-produits du développement », sortes de « témoin de conflits dépassés », *ibid.*, p. 105.

l'inconscient ont peut-être bien parlé à sa place, projetant sur lui des fantasmes qui n'existaient guère », ou encore, ces auteurs évoquent le « danger encouru par la psychanalyse qui fabrique un ensemble pathologique imposant dans lequel le malade se coule avec délice[37] ».

Les cognitivo-comportementalistes ne nient pas l'inconscient, mais « ils lui supposent une autre nature que les psychanalystes ». Il serait « fait d'habitudes comportementales et idéiques, de réactivités émotionnelles spécifiques. Les cognitivistes eux aussi cherchent à connaître et à contrôler le domaine inconscient et à introduire une rationalisation équilibrée ». En revendiquant le même objet « épistémique » que celui des psychanalystes, les cognitivo-comportementalistes méconnaissent la spécificité de chacune des deux approches. À titre d'exemple, l'apport de la psychanalyse à la compréhension de la relation thérapeutique ne trouve aucun équivalent dans le modèle cognitiviste. Tout se passe comme si chaque théorie luttait pour son hégémonie dans le champ des thérapeutiques psychologiques. Dans ce duel, la concurrence de ces deux approches semble posée, et leur identité d'action sur le psychisme postulée. Or les différences sont sans aucun doute plus grandes, en pratique, entre ces deux techniques psychologiques qu'entre, par exemple, les TCC et l'approche pharmacologique.

Il est en effet intéressant de noter que de nombreux travaux évoquent en termes de « concurrence » l'indication d'une thérapie cognitivo-comportementale et celle d'un traitement psychotrope. Cette attitude est en particulier retrouvée dans les études sur la dépression. En prenant pour objet les mêmes cibles, elles posent ou poseront demain de manière aiguë la question du choix de l'une ou de l'autre face à des cibles sur lesquelles elles prétendent toutes deux agir. Ainsi, si, sur un plan épistémologique et éthique, les modèles psychanalytiques et cognitivo-comportementalistes s'opposent, et si ces dernières s'inscrivent

---

37. Q. Debray et coll., *op. cit.*, p. 348-349.

dans une communauté étiologique avec les traitements psychotropes, en pratique, la question se pose dans des termes différents. En effet, les cibles, les principes techniques, les modalités relationnelles requises et les méthodes d'évaluation rapprochent beaucoup plus les TCC des traitements psychotropes que des psychothérapies psychanalytiques. C'est d'ailleurs comme traitement associé des traitements médicamenteux qu'elles ont acquis une place de choix dans l'arsenal thérapeutique des psychiatres. Mais cette place « secondaire » pourrait bien demain poser la question du choix, en pratique, de ces deux techniques. En outre, il est injustifié d'opposer deux techniques de soins sous prétexte qu'elles occupent le même champ d'intervention, à savoir psychologique pour les TCC et la psychanalyse. C'est méconnaître que le médicament agit tout autant au plan « psychologique » que les traitements psychologiques agissent au plan « neurobiologique ». C'est tenir les modalités d'action de la technique pour les cibles du traitement. Or les cibles et les objectifs des TCC les distinguent plus radicalement des psychothérapies psychanalytiques que de la prescription de psychotropes.

Il est intéressant de confronter ces discours théoriques à la manière dont, en pratique, les praticiens utilisent la complémentarité de ces deux approches psychologiques.

Ainsi, les TCC sont souvent préconisées par des praticiens n'adhérant pas à l'origine apprise des troubles postulée par la théorie. D'ailleurs, il est intéressant de constater que beaucoup de praticiens, psychiatres, ou de psychologues cognitivo-comportementalistes considèrent que l'efficacité de leur action réside prioritairement dans une mobilisation d'un système de croyances trop rigide pour autoriser un abord psychanalytique du sujet. Ce constat fait de cette technique de soins un abord parfois utile pour permettre dans un second temps un travail sur soi d'une autre nature que la psychanalyse peut offrir. Cela ne signifie pas que le but d'une thérapie cognitive serait la psychanalyse. Cela présuppose au contraire que les objectifs et les approches sont suffisamment différents pour pouvoir s'associer ou se succéder dans le temps. Le constat d'un passage de l'une à l'autre technique de soins par les individus compte tenu des échecs mutuels ne doit pas être interprété dans le sens d'une identité de buts. À l'inverse, une meilleure définition de leurs indications et de leurs limites respectives s'impose.

Considérer le niveau des pratiques de soins et non les discours théoriques qui radicalisent, pour des raisons en partie non techniques, les oppositions entre psychanalyse et TCC permet d'aborder autrement la question de la complémentarité de ces deux modalités de lecture du patient et des deux techniques de soins. La pratique psychiatrique confrontée à la nécessité de situer l'apport des différentes approches thérapeutiques est souvent plus inventive pour le faire que les théories.

• Les psychothérapies systémiques

Comme le souligne J. Miermont[38], « elles objectivent la relation de manière inverse à celle de la psychanalyse ». En effet, l'attention ne porte plus sur un individu donné mais sur le contexte dans lequel il évolue. Ce contexte ne peut se réduire ou se comprendre par le seul jeu d'un grand nombre de « singularités ». Il n'est pas la somme des différents individus qui le composent. Il se crée et perdure en fonction d'une dynamique propre au système qu'il s'agit de décoder et d'influencer. Ainsi, l'étude de ce système conduit à en dégager des règles de fonctionnement propre dont les théories systémiques (en partie issues de la cybernétique) rendent compte. Le déplacement de l'intérêt du sujet vers le système a pu s'accompagner d'une tendance à nier l'existence de facteurs endogènes ou psychogènes propres au sujet porteur des troubles. En cela, certains ont pu reconnaître dans l'approche systémique

---

38. J. Miermont, *Psychothérapies contemporaines*, Paris, Montréal, L'Harmattan, 2000, p. 296.

une posture « antipsychiatrique » et « antipsychanalytique ». C'est pourquoi l'abord des systèmes, notamment des systèmes familiaux, ou de la dynamique conjugale, mêle souvent, dans la pratique psychiatrique, connaissances systémiques et connaissances psychanalytiques. En effet, la psychiatrie ne peut tenir pour vrai que le symptôme ne serait que l'expression d'une dynamique familiale dysfonctionnelle. Le supposer, comme une acceptation de la théorie systémique « pure » l'imposerait, serait nier l'existence même du fait psychiatrique.

Nous schématiserons la manière dont la démarche « systémique » se déroule, en pratique. Le thérapeute procède à un « diagnostic » du fonctionnement du groupe, puis à une évaluation de l'influence de ce fonctionnement sur les troubles du patient, puis, si nécessaire, une psychothérapie est proposée. Celle-ci se fixe pour objectif de tenter de « créer de nouveaux contextes » pour les patients qui « restent vitalement intriqués à leur environnement familial et social ». Cette dernière affirmation explique sans doute pourquoi les premiers patients ayant bénéficié de cette approche ont été les schizophrènes et les patientes présentant une anorexie mentale. En effet, les patients présentant ces deux types de pathologies sont sans aucun doute ceux, parmi les sujets relevant du champ psychiatrique, qui restent souvent le plus « vitalement intriqués à leur environnement familial ».

Dans la pratique psychiatrique, comme nous l'avons dit, les psychiatres systémiciens adoptent le plus souvent une approche intégrative, utilisant à la fois les acquis de la systémique (et en particulier les modalités de mobilisation « technique » proposée par cette approche) et une lecture empruntant à la psychanalyse. De la pratique systémique, ils conservent le postulat selon lequel le système est « compétent » pour trouver des solutions et « inventer » de nouvelles modalités communicationnelles satisfaisantes avec le patient. Le rôle du thérapeute sera de donner les moyens au système d'exprimer cette compétence dont ils se pensent privés (c'est-à-dire de favoriser l'émergence d'un savoir-faire). La lecture psychanalytique leur permet d'évaluer à la fois la manière dont les conflits sont élaborés dans le groupe et les bénéfices que chacun en tire, et à la fois les compromis « de désir » faisant résistance à tout changement.

Une critique fréquemment adressée à la thérapie systémique est d'adopter une position « méta » par rapport aux autres approches, c'est-à-dire une posture autorisant, au nom d'une vision plus « globale » du système qui les comprend, un jugement sur les pratiques elles-mêmes. Ce faisant, elle serait l'approche intégrative par excellence, réduisant en son sein la complémentarité des pratiques. Mais, ce faisant, elle nierait la spécificité propre à chacune des techniques et leur possibilité d'action sur les troubles présentés par le patient qu'une appréhension réduite au système ne permettrait pas. Or la psychothérapie systémique se situe, face à la question de la complémentarité des pratiques, de manière équivalente aux autres pratiques de soins. Là encore, nous l'avons vu, elle s'applique à des situations cliniques spécifiques ou à des moments évolutifs particuliers dans la trajectoire de vie des patients.

• La psychothérapie humaniste :
une réflexion sur la relation « médecin-malade »

Inspiré de Carl Rogers, le courant humaniste « cherche à promouvoir une relation d'aide, une compréhension réciproque du thérapeute et du patient, un épanouissement de la personne dans sa globalité ». Cet abord de la personne dans sa globalité se donne explicitement pour but son autonomie. « Le psychothérapeute cherche à valider le moi potentiel (renforcer les potentialités du sujet) et à favoriser le renforcement et l'accomplissement de la personnalité de manière à la rendre le plus indépendante et le plus autonome possible[39]. » Très généralement, les

---

39. J. Miermont, *op. cit.*, p. 293.

médecins généralistes se réclament de cette approche. Ainsi, on pourrait dire que la relation instaurée s'appuie sur l'empathie du clinicien, s'oriente vers un échange visant à faciliter l'expression des sentiments, sans en aborder le sens. En cela, elle se distingue radicalement de l'approche psychanalytique.

En pratique, les praticiens ont développé des « outils » de communication permettant de formaliser ce type d'échange. Ainsi, l'approche humaniste utilise des « techniques » assez proches dans leur conception de l'abord cognitivo-comportemental, du type : réassurance, restauration du narcissisme (renforcement positif plutôt que négatif) ; directivité (notamment lorsqu'un objectif focal est envisagé) ; non-directivité ; consigne du type « faire dire plutôt que dire » et repérer les contradictions dans le discours ou favoriser l'expression de sentiments (notamment de sentiments dont l'expression est difficile, comme la honte ou la culpabilité...). ; utilisation de la suggestion (effet placebo) : croyance dans le médicament, maniement de la posologie, forme galénique... Cependant, cette formalisation ne doit pas faire oublier que ces modalités d'échange ne constituent en rien des « recettes ». En effet, celles-ci fonctionnent comme des exemples et découlent d'un regard global, d'une lecture particulière des signes présentés par les patients, d'une manière d'être spécifique qui ne saurait se réduire à des attitudes apprises qui, en l'absence d'empathie réelle, en feraient perdre la substance et l'intérêt thérapeutique.

Cette approche de laquelle certains auteurs rapprochent la psychothérapie dite « de soutien » cherche à promouvoir une relation d'aide, une compréhension réciproque du thérapeute et du patient, à valider le moi potentiel (renforcer les potentialités du sujet) et à favoriser le renforcement et l'accomplissement de la personnalité de manière à la rendre le plus indépendante et le plus autonome possible. Les groupes Balint constituent la méthode de choix pour faciliter l'acquisition du « savoir être » qu'impose la théorie humaniste. Les médecins généralistes sont les plus demandeurs de ce type de supervision. Ces groupes réunissent un petit nombre de médecins généralistes et sont « supervisés » par un psychanalyste. La dynamique instaurée dans le groupe permet l'apprentissage de l'écoute (ici, écoute des autres membres du groupe, mais, dans leur exercice, écoute du patient), de dégager des stéréotypies de réponses des professionnels à partir des cas présentés, d'aider l'expression des sentiments par le soutien actif du groupe en s'identifiant à l'attitude de « bienveillante neutralité » du leader.

À l'inverse de la psychanalyse, la psychothérapie humaniste vise à promouvoir une relation d'aide sur la base de l'empathie dont le médecin peut faire preuve. Dans cette relation, le but recherché est l'autonomie du patient. Le terme de « psychothérapie » réside peut-être dans la position « socratienne » que le médecin adoptera en incitant le patient à « accoucher » de ses difficultés. L'écoute bienveillante du médecin favorisera l'expression de sentiments négatifs, douloureux ou honteux. La mise en lumière de zones de difficultés psychologiques qui nécessitent une investigation plus poussée dépassant les compétences du médecin généraliste lui permettra d'aborder la question du « passage » à un travail psychologique avec plus de facilité. L'adressage à un spécialiste, psychologue ou psychiatre, pourra se faire dans de bonnes conditions si l'articulation entre les deux professionnels désormais en charge du patient s'opère de manière harmonieuse et consensuelle, notamment sur la question de la place de chacun d'eux.

Les traitements « biologiques »

L'introduction des médicaments dans l'arsenal thérapeutique de la psychiatrie a totalement modifié le paysage des soins. Non seulement elle a transformé le pronostic de nombreux troubles psychiatriques, mais elle a également modifié les fondements mêmes de la clinique psychiatrique en l'amenant à se rapprocher du modèle médical.

Avant l'introduction de la pharmacopée, l'intérêt pour les classifications des troubles mentaux était resté limité. Peu de travaux s'intéressaient à la nosologie, et la lecture des troubles s'appuyait moins sur des classifications rigoureuses que sur un abord individuel. Cette absence de catégories diagnostiques fiables devenait une entrave au développement de médicaments susceptibles d'agir sur des troubles devant être correctement identifiés. La nécessité de revenir à une clinique symptomatique et syndromique, c'est-à-dire visant à décrire des troubles sur lesquels, indépendamment du sujet, le médicament pourrait agir devenait nécessaire. Une nouvelle clinique adaptée à la prescription médicamenteuse s'imposait : les Américains l'inventèrent. Le DSM (*Diagnostic and Statistical Manual of Mental Disorders*[40]) devait marquer une révolution dans la manière non seulement de décrire la clinique psychiatrique, mais, par le succès qu'il obtint, une révolution dans la psychiatrie tout entière, pourtant fondée sur une interprétation erronée de ses objectifs initiaux[41].

---

40. American Psychiatric Association, *Diagnostic and Statistical Manual of Mental Disorders*, 4e édition, Paris, Masson, 1996.

41. Aujourd'hui, les classifications des troubles mentaux, DSM-IV (États-Unis) ou CIM 10, pour sa version OMS (Organisation mondiale de la santé, *Classification internationale des troubles mentaux et des troubles du comportement*, 10e édition, Paris, Masson, 1993), reposent sur le choix de critères symptomatiques et évolutifs orientant résolument la psychiatrie vers un modèle médical, et le traitement vers la prescription de psychotropes.

Ainsi, la dernière version du DSM-IV, si elle a eu de nombreux avantages, ne constitue pas un modèle « intégré » de psychopathologie générale qui permettrait de rendre compte de l'efficacité de bien d'autres approches que la seule prescription de psychotropes.

Le choix d'une clinique orientée vers la prescription de psychotropes rend difficilement intégrables les possibilités de penser, dans ce modèle, les autres traitements disponibles.

Par ailleurs, l'idéologie résolument comportementale de sa description conduit à privilégier les approches se basant sur une action sur le comportement, facilement observable et évaluable.

En effet, l'objectif initial était en réalité de construire une clinique permettant de définir des troubles et d'en étudier les corrélats biologiques et l'influence des traitements médicamenteux. Outil de recherche, il se voulait athéorique dans la description des troubles. Dans une posture pragmatique et rationnelle, l'école américaine visait à mettre en regard de tableaux cliniques définis par un consensus entre psychiatres de même obédience des protocoles de traitement spécifiques. Une telle corrélation pouvait constituer la porte d'entrée à des catégories de troubles, définis pragmatiquement, dont l'homogénéité serait apportée par la sanction thérapeutique et la recherche « biologique ». Ses contraintes étaient d'être opérationnelle, c'est-à-dire objective, privilégiant l'accord entre les professionnels dans la reconnaissance des troubles plutôt que la spécificité des signes.

Les catégories les plus étudiées étaient celles dont les liens avec la biologie étaient les plus clairs : troubles de l'humeur, troubles anxieux, troubles schizophréniques. Cependant, la recherche des substrats biologiques impliqués dans l'ensemble des pathologies devait conduire à les envisager toutes sous le regard « pharmacologique », avec l'idée que les traitements médicamenteux pouvaient se justifier là où d'autres techniques de soins avaient gardé captives certaines pathologies. Ce fut le cas des névroses, pathologies dans lesquelles la psychanalyse avait acquis ses titres de noblesse, et qui furent, dans la nouvelle classification biologique des troubles, éclatées en divers tableaux cliniques tenus, jusqu'à preuve du contraire, comme indépendants, là où l'hypothèse psychanalytique les avait liés. L'une des conséquences de cet éclatement fut l'étude de la névrose obsessionnelle, rebaptisée « troubles obsessionnels-compulsifs », d'un point de vue résolument biologique, avec la réponse médicamenteuse qui lui est attachée, les antidépresseurs.

Le succès qu'a connu cette clinique à orientation biologique est dû au fait qu'elle est venue répondre, par la simplicité de la description des catégories ainsi définies, à un manque de précision de la clinique plus traditionnelle. D'outil de recherche, ce manuel a été dévoyé par la clinique elle-même pour tenir lieu de modèle général de la psychiatrie, en garantissant une description des troubles simple et opératoire. Les concepts fondateurs de cette démarche clinique (hypothèse biologique, définition opérationnelle des troubles, rupture avec toute autre forme de clinique ou toute autre orientation de recherche) devenaient les concepts fondateurs d'une nouvelle psychiatrie : une psychiatrie tout entière inscrite dans le modèle médical des troubles. Plusieurs facteurs ont contribué à la mondialisation de cet outil et à l'engouffrement de la psychiatrie dans un modèle médical. Parmi ces facteurs, l'ouverture considérable de l'arsenal thérapeutique que représentait pour la psychiatrie la découverte de médicaments efficaces a été essentielle. Au-delà, l'ouverture possible de la voie de recherche neurobiologique pour comprendre les troubles mentaux et leurs substrats neuronaux était la conséquence naturelle du lien traditionnel déjà souligné : « À thérapeutique identique, cause identique. » Cette classification privilégie donc une recherche résolument orientée par la neurobiologie et la psychopharmacologie. La psychiatrie étant poreuse aux avancées de la recherche, les succès de la pharmacopée et l'importance des recherches qui lui ont été consacrées ont envahi le champ de la pratique. Pourtant, comme dans tout champ de connaissance, les recherches biologiques sont issues d'un cadre réductionniste permettant, en ne s'intéressant qu'à un certain nombre de variables de la clinique, de tenter d'agir sur elles. Le retour au champ de la pratique dans lequel toutes les variables artificiellement découpées à des fins de recherche sont confondues nécessiterait un modèle intégré susceptible de guider les décisions à prendre face à un malade. Mais ce modèle n'est pas aujourd'hui disponible pour les praticiens, et leur décision thérapeutique repose de ce fait beaucoup plus souvent sur l'idéologie qui les attache à telle ou telle pratique. Face à cet engouement pour la recherche de la preuve et l'apport technique qui pourrait en découler, les pratiques de soins issues d'autres courants que scientifiques, comme la psychanalyse, se sont arc-boutées et opposées à ce déferlement, arguant de l'efficacité constatée empiriquement de leur approche de l'homme malade.

Il est de la responsabilité des praticiens d'avoir laissé s'imposer une pratique médicale de la psychiatrie dont ils n'ont jamais cherché à intégrer les autres données.

Ainsi, les connaissances se sont surtout accumulées, ces dernières années, dans des domaines précis de la psychiatrie qui ont eu tendance à s'imposer au détriment des connaissances acquises par cette discipline depuis son origine au début du XXe siècle, avec la complicité d'une société fascinée par les « nouvelles technologies » et, en psychiatrie, la dangereuse efficacité sur le psychisme de ses rejetons : les médicaments psychotropes. Cet « oubli », qui peut se justifier pour toute nouvelle orientation en matière de recherche, n'a pas épargné le champ de la clinique. Le champ de la psychiatrie a vu s'opposer la « nouvelle psychiatrie », orientée vers la recherche et l'innovation en matière de pratiques de soins, résolument inscrite dans les disciplines médicales, à la « psychiatrie traditionnelle », appuyée sur une idéologie sociale et politique, fortement influencée par la psychanalyse, et soutenant la spécificité de la psychiatrie par rapport aux autres disciplines médicales. Les « guerres de chapelles », renforcées par des nécessités institutionnelles et corporatistes, ont produit cette « balkanisation » dont les conséquences sont graves tant pour les prises en charge des patients que dans la définition du métier de psychiatre ou dans l'organisation de l'offre de soins en psychiatrie. La nouvelle psychiatrie, légitimée par les succès de la recherche, a sans doute négligé l'importance des données acquises et la nécessité de penser la spécificité de la psychiatrie dans le champ de la médecine. Ce faisant, à mesure qu'elle accumulait ses titres de noblesse en découvrant et en développant ce qui devait révolutionner la qualité de vie des patients psychiatriques, les psychotropes, elle s'aveuglait sur la validité de ses découvertes.

En effet, malgré les psychotropes, 20 % de patients déprimés peuvent, dès le premier accès, se chroniciser, sans que ce chiffre ne puisse être expliqué par l'insuffisance ou le retard au traitement ; un pourcentage important de malades ne présentent qu'une amélioration partielle de leur trouble, et une évaluation de la trajectoire de soins dans le long terme de ces patients ou de leur qualité de vie impose de nuancer les résultats souvent spectaculaires dans le court terme des traitements médicamenteux. Les « affirmations » scientifiques peuvent porter en elles la caricature de leur mise en œuvre.

Au-delà de ces constats cliniques, ce qui est mis en cause est la capacité d'aveuglement des praticiens pour les données issues de la recherche. Cet aveuglement s'inscrit dans un contexte plus large où, du fait d'un choix sociétal pour une référence au scientifique, c'est-à-dire à la recherche de la preuve sous toutes ces formes, et un rejet des idées au profit d'une illusion de contrôle des données acquises, seront privilégiées les pratiques issues d'une démarche tenue pour remplir les conditions de scientificité et de contrôle de l'efficacité. C'est dans cette illusion du savoir que les apports techniques sont privilégiés au détriment d'une connaissance de l'humain tenue pour hypothétique, invérifiable et dangereuse. Dans cette logique binaire où le scientifique s'oppose à l'obscurantisme, une position critique n'est plus entendue. Une telle position permettrait à la fois de montrer les limites de l'illusion de la scientificité et le risque d'abandonner des données acquises de manière empirique, et ayant, en pratique, montré leur pertinence bien que ne se prêtant pas à une mise en question scientifique au sens le plus strict. Dans ce combat, la réalité est privilégiée par rapport au monde du symbolique, l'événement réel et quantifiable est seul pris en compte, et un ostracisme radical s'impose à l'égard de la réalité psychique, fantasmatique, en tant qu'elle n'est pas évaluable. Le DSM vient marquer cette orientation résolument médicale de la psychiatrie. Légitime par l'introduction d'une nouvelle technique de soins que les cliniques précédentes ne permettaient pas d'intégrer, les psychotropes, il représente, au-delà de l'outil de recherche qu'il aurait dû rester, l'orientation nouvelle d'une psychiatrie rompant avec ses traditions. Ce faisant, plus que jamais, il inscrit la psychiatrie dans le champ de la médecine contemporaine, scientifique et performante. Ce faisant, la psychiatrie a plus que jamais perdu ce qu'elle avait acquis et qui pose sa spécificité par rapport à toute autre discipline médicale. La psychiatrie est en effet la seule discipline à pouvoir aborder sereinement le renversement de valeurs qui s'annonce d'une médecine d'organe vers une médecine de l'homme malade. Depuis l'origine de la médecine, deux modèles s'opposent. La médecine de l'organe malade pose la maladie comme « extérieure » au sujet, sorte de corps étranger que le médecin et le malade vont tenter, ensemble, d'éradiquer. La médecine de l'homme malade postule que la maladie ne serait que l'expression la plus manifeste d'un déséquilibre affectant l'ensemble de la personne. Selon ce modèle, quelle que soit l'origine du trouble, l'organe atteint ne peut être dissocié, pour être traité, de l'ensemble de la personnalité du sujet.

Les limites d'une approche de l'organe malade sont largement visibles dans l'ensemble des disciplines médicales. Par ailleurs, les conséquences de l'introduction du patient comme acteur de santé ne sont pas aujourd'hui mesurées ni anticipées. Celle-ci pourrait bien accélérer la fin d'une médecine centrée sur l'organe.

COMMENT RÉPONDRE À LA « BALKANISATION » ?
UNE RÉPONSE NÉCESSAIRE POUR RÉSOUDRE
LA CRISE DE LA PSYCHIATRIE

Ce chapitre a voulu témoigner de la richesse dans les possibilités thérapeutiques dont dispose la psychiatrie. Malheureusement, cette diversité ne s'est pas accompagnée du cadre théorique qui aurait permis de les intégrer dans une prise en charge cohérente, spécifique de la psychiatrie, posant, face aux différentes situations cliniques, la place et l'intérêt respectif de telle ou telle technique de soins. Faute de modèle permettant de répondre à la question : « Quelle action thérapeutique dois-je engager en première intention pour ce patient, compte tenu de son contexte de vie, de ses troubles, de ses attentes… ? », chaque modèle théorique a tenté de rendre compte de l'ensemble des troubles mentaux, d'étendre son champ possible d'intérêt, en négligeant les modèles concurrents. Ce faisant, chaque modèle théorique s'est élaboré, au mieux, dans la négligence des autres, au pire, en s'y opposant. Ces oppositions théoriques se retrouvent au sein des pratiques de soins. De manière quotidienne, les personnes ou les professionnels non psychiatres ayant recours au psychiatre constatent la divergence des réponses proposées.

Face à cette crise, deux types de réponses semblent se profiler. La première est le choix de ce que l'on peut appeler un « empirisme radical », la seconde est l'adoption « résolue » d'une lecture du fait psychiatrique au détriment des autres.

Pour un empirisme radical : la « théorie implicite »
du clinicien comme modèle des pratiques
de soins en psychiatrie

Les psychiatres, dans leur pratique, sont tentés d'adopter un « empirisme radical ». Déçus par des discours théoriques de plus en plus sophistiqués mais ne répondant plus aux exigences de la pratique quotidienne, la plupart des praticiens s'en détournent pour se constituer un savoir propre, composé de fragments théoriques issus de modèles divers et souvent opposés, dans une tentative d'adapter les connaissances acquises aux besoins rencontrés avec les patients. Refusant de renoncer aux divers acquis théoriques et aux techniques de soins qu'ils ont rendus possibles, reconnaissant à tous un intérêt potentiel dans la prise en charge des patients, ils ne rejettent, de ces différentes approches, que l'aspect théorique jugé trop éloigné de la pratique réelle. Condamnant toute théorie visant à réduire la clinique à des observables *ad hoc*, ils s'en éloignent de plus en plus et remettent en cause sa capacité à rendre réellement compte de ce que la pratique montre dans un exercice « multiréférentiel ». Les praticiens ne peuvent se satisfaire de théories partielles, sortes de « prêt-à-penser » inapplicables en pratique.

Ce scénario est déjà perceptible dans l'émergence de ce que l'on nomme aujourd'hui l'approche « éclectique ». Ce choix marque le refus de se priver des outils de penser et de traitement que le passé a mis à la disposition des praticiens. Dans ce scénario, la pratique vient concilier des théories opposées. Le postulat est ici que tout professionnel du psychisme posséderait les clés pour, face à un patient, savoir, telle une évidence naturelle, ce qu'il est pertinent de faire. Cet artisanat s'appuie sur une validation de consensus présumée entre psychiatres. Or de nombreux faits viennent contredire cet apparent consensus. Les patients eux-mêmes et leur famille, mais également les médecins généralistes viennent nous rappeler l'hétérogénéité des décisions prises d'un psychiatre à l'autre pour une même situation. Par ailleurs, même si ce consensus existait, c'est-à-dire si effectivement une « théorie implicite » de la démarche de soins psychiatrique constituait ce modèle de psychopathologie générale et intégrative dont la psychiatrie a besoin pour poser son identité et sa spécificité, cette théorie implicite ne serait d'aucune utilité en l'absence d'explicitation. En effet, en l'absence de théorie explicite, aucune généralisation n'est possible ni aucune validation, au minimum, de consensus entre professionnels, de même aucun questionnement et donc aucune recherche clinique ne sont envisageables.

Enfin, l'enseignement, la formation et la recherche, c'est-à-dire l'avenir de la discipline, ne peuvent en bénéficier.

Il est impératif de penser le lien de la pratique, fondée sur la complémentarité des outils thérapeutiques, avec une théorie qui en rende compte et qui, en venant la questionner, lui imposerait de se modéliser. Car cette « théorie implicite » du praticien, constituée de références théoriques multiples, ne peut tenir lieu de modèle en l'absence d'une théorie des pratiques à laquelle la discipline pourrait se référer.

Aucun des modèles théoriques partiels qui tentent de cerner le fait psychiatrique ne peut prétendre répondre aux exigences d'une pratique qui les intègre. Par définition, chaque théorie impose un réductionnisme de ses objets de penser. La réponse est dans la « mise en tension » des professionnels concernant leur art, dans l'ouverture à d'autres possibles que les pratiques qu'ils ont l'habitude d'offrir à leur patient. En somme, c'est en nous rapprochant de la « théorie implicite » de la pratique du praticien et non en cherchant, au plan théorique, un impossible « méta modèle » intégrant tous les modèles théoriques du fait psychiatrique que pourra s'élaborer un modèle psychiatrique spécifique non réduit à l'un des discours porté sur lui.

Des *psychiatries : une fracture consacrée* *entre une psychiatrie « de l'organe malade »* *et une psychiatrie « du sujet »*

La seconde réponse vient consacrer la coexistence d'une psychiatrie neuro-bio-comportementale et d'une psychiatrie psychanalytique. En somme, la psychiatrie en tant que telle disparaîtrait, dissoute dans une de ses théories partielles des troubles. L'approche psychanalytique évoquera la primauté de l'abord du sujet sur les symptômes, dans une idéologie de l'homme s'opposant à une vision médicale des troubles. La relation thérapeutique restera l'outil de changement essentiel, et la psychogenèse des troubles sera réaffirmée. La reconnaissance de l'efficacité des psychotropes et de leur possible utilisation se résumera à leur accorder un rôle symptomatique ne remettant pas en cause le modèle psychogénétique. L'approche bio-comportementale évoquera la primauté de l'abord du symptôme, dans une idéalisation du modèle médical s'opposant à une lecture psychodynamique de l'homme qui en est atteint. Dans cette approche, la relation médecin-malade s'inscrira dans une approche « humaniste » de l'homme malade, proche de celle le plus souvent adoptée par les médecins non psychiatres.

Faute de pouvoir intégrer de manière convaincante les acquis de la psychanalyse à l'exercice d'une psychiatrie à orientation neurobiologique prévalente, celle-ci sera laissée aux psychanalystes, qui se verront éloignés du champ du sanitaire, ou aux psychiatres ayant opté pour un abord psychanalytique qui laisseront le soin, à d'autres, d'assurer la prescription médicamenteuse. Cette psychiatrie tout entière contenue dans une « approche du sujet » et dans un travail sur le sens éloignera la psychiatrie de la médecine. Dans ce scénario, c'est l'appartenance à une médecine de l'homme malade qui se trouve mise en question.

Le succès de la médecine repose sur le modèle de l'organe malade et sur un réductionnisme scientifique appliqué au champ de la discipline : médecine d'organe, modèle anatomo-clinique, modèle infectieux. Ce réductionnisme scientifique a permis de notables avancées dans le champ de la médecine. En psychiatrie, l'adoption de ce modèle, qui dans notre scénario en revient à l'approche bio-comportementale, peut se prévaloir également d'importantes connaissances. Dans cette médecine de l'organe malade, la psychologie ou la subjectivité du sujet ne sont pas abandonnées. En effet, de plus en plus, la médecine, confrontée à la subjectivité du malade et du médecin, cherche à la prendre en compte[42].

L'approche humaniste est fortement inscrite dans le métier de médecin. Elle est particulièrement développée chez les médecins généralistes qui assurent le suivi global de la personne ou chez les spécialistes prenant en charge de manière prolongée les patients ou confrontés à des pathologies impliquant fortement la psychologie du sujet (sujets en fin de vie, cancérologie, gériatrie, endocrinologie, dermatologie...).

Mais, dans cette démarche proprement médicale, la dimension subjective de la relation médicale s'ajoute sans s'y intégrer vraiment à la dimension technique des soins, reposant sur la prise en compte de l'organe malade qui centre toujours la relation de soins. Pour le dire simple-

---

42. Les travaux de B. Brusset visant à apprécier les domaines où le poids de la subjectivité du médecin était le plus fort sont à ce titre exemplaires (cité par P. Jeammet, M. Reynaud et S. M. Consoli, *Psychologie médicale, op. cit.*).
Il montre, comme il était légitime de l'attendre, une influence importante de la subjectivité dans les domaines non directement techniques de sa pratique et en particulier : les informations données au malade en cas de maladie curable ou incurable ; l'incidence relationnelle du paiement à l'acte ; les mots utilisés pour formuler certains diagnostics ; les prescriptions d'antalgiques, d'hypnotiques, d'arrêts de travail ; les examens complémentaires systématiques ; les conseils donnés par téléphone ; les positions vis-à-vis de certains malades, chroniques ou incurables ; les malades « fonctionnels » ou hypocondriaques ; l'attitude face aux problèmes psychologiques. Par ailleurs, de très nombreuses données sont venues témoigner d'une compliance aux soins très faible chez les patients. Ainsi, une étude récente réalisée dans un service hospitalier a montré que 15 % seulement des patients hospitalisés en médecine prenaient correctement leur traitement. Or l'alliance thérapeutique repose pour une part essentielle sur la relation instaurée, sur un plan subjectif, entre le médecin et son malade.
Face à ces problématiques importantes de la pratique médicale, le médecin généraliste est encore peu formé pour répondre. Cette étude montre que le médecin tentera de ramener toute situation nouvelle et inconnue à une situation connue : la prescription médicamenteuse. Ainsi, alors que les médecins généralistes reconnaissent que la pathologie psychosociale concerne 50 à 75 % de leurs consultants, ils prescrivent une ordonnance dans 85 % de leurs consultations.

ment, il s'agit d'aider le malade à gérer son « organe malade ». La loi de mars 2002 sur l'information devenue obligatoire au patient vient prolonger cette attitude en faisant du malade un sujet porteur d'un objet extérieur à lui contre lequel il doit lutter en s'associant au médecin : la maladie somatique ou le trouble psychiatrique étant traités de manière comparable.

Ce choix pose la question de la spécificité du métier de psychiatre par rapport à d'autres disciplines médicales indépendamment des pathologies qui relèvent d'elles. C'est la place qui sera accordée à la prise en compte de la relation thérapeutique qui est interrogée. Il est possible que la psychiatrie, à l'image des autres spécialités médicales, résume celle-ci à une prise en charge humaniste, dénuée de tout fondement psychopathologique. Le traitement psychologique du sujet serait, dans ce scénario, abandonné au psychologue que le médecin généraliste, ou le psychiatre, pourrait de manière équivalente solliciter.

Ce choix nous semble faire courir à la psychiatrie le risque de perdre ce qui fonde sa spécificité : la double compétence, biologique et psychanalytique. Cette double spécificité, chèrement acquise, constitue sa richesse, ce choix en représente la perte.

Ce deuxième scénario, dont le degré de probabilité est laissé à l'appréciation du lecteur, fait courir le risque à la psychiatrie d'une dilution de son champ dans celui de la neurologie et, pour la pédopsychiatrie, dans celui de la pédiatrie. En effet, en l'absence d'intégration des savoirs neuro-bio-comportemental et psychodynamique, la psychiatrie, tout entière inscrite dans le modèle neuro-bio-comportemental dominant, verrait ses frontières, notamment avec la neurologie, devenir « naturellement » illégitimes.

C'est pourquoi la psychiatrie, à ce jour, soucieuse de préserver les acquis et l'identité de la discipline malgré ses divergences théoriques, se réclame d'un modèle « bio-psychosocial » et réaffirme la nécessité de poser, dans le traitement des malades, la complémentarité des pratiques en invoquant une origine « multifactorielle » aux différents troubles. Mais, ce faisant, elle ne répond pas au risque réel que représente un tel scénario. Les modèles « bio-psycho-social » ou « multifactoriel » sont des concepts fédérateurs aujourd'hui vides de sens.

En effet, le rapprochement nécessaire des psychiatres d'obédiences différentes, dans la « lutte » pour une discipline menacée par la démographie psychiatrique, a conduit à adopter un consensus de surface qui ne fonctionne en réalité aujourd'hui que comme une juxtaposition de « pensées uniques ». En effet, si le problème est bien celui de la complémentarité des pratiques, et si le devenir de la psychiatrie repose sur sa capacité à penser cette complémentarité, les modèles « bio-psychosocial » ou « multifactoriel » n'ont pas conduit à poser les vraies questions qui en découlent et qui concernent l'exercice même de la psychiatrie, dans ce qui fonde ses pratiques de soins. Derrière la fin annoncée par les différentes écoles de psychiatrie, de cette guerre entre le « tout » biologique ou le « tout » psychologique, les effets, sur les pratiques, que cette guerre a engendrés n'ont pas disparu. Si la question ne se pose pas dans des termes aussi radicaux que ceux qu'un scénario « imaginaire » permet de proposer, il n'en reste pas moins vrai que la psychiatrie est aujourd'hui confrontée au risque de son devenir « bio-comportemental », c'est-à-dire à la remise en cause de l'intérêt du modèle psychanalytique pour penser les pratiques de soins en psychiatrie.

Les propositions des auteurs quant aux réponses à apporter à la crise sont claires. L'essentiel n'est pas de souscrire à un idéal commun « bio-psychosocial », mais d'interroger la nature des liens spécifiques que la psychiatrie permet d'établir entre ces trois termes. En effet, les médecins généralistes se réclament eux aussi d'une approche globale « bio-psychosociale » du patient. Or les deux approches ne sont pas équivalentes. Dans un premier temps, pour mieux cerner l'identité de la psychiatrie, il y a lieu de la distinguer du champ social. En effet, laisser penser que la psychiatrie entretient des liens d'appartenance au champ social de même nature que ceux qu'elle entretient avec la médecine éloigne la discipline de l'évolution à laquelle elle peut et doit prétendre : celle d'une discipline médicale. Or c'est bien sur cette scène psychopathologique que se joue l'avenir de la discipline.

Enfin, sans réduire l'importance de la dimension sociale de l'individu, il est essentiel de bien poser que la logique psychopathologique intègre cette dimension, mais ne fait pas de la psychiatrie une discipline sociale. C'est de sa logique psychopathologique que le psychiatre peut apprécier l'influence des facteurs sociaux pour un patient donné. C'est grâce à sa logique psychopathologique qu'il peut penser les intrications du projet de soins et du projet de vie, influences mutuelles particulièrement importantes dans certaines pathologies, comme la schizophrénie. En somme, c'est bien cette logique psychopathologique qui permet d'interpréter le poids des facteurs sociaux chez un sujet donné et de mesurer l'importance des mesures sociales à prendre, qui impliquent tous les champs de la vie du sujet. Enfin, c'est en se centrant sur cette logique spécifiquement psychopathologique qu'un dialogue sera possible et fructueux avec les autres professionnels en charge du champ social. Ce constat nous montre que, dans le modèle bio-psychosocial, les trois termes n'ont pas un statut équivalent. Ne pas en tenir compte fait courir à la psychiatrie le risque de se détourner des vraies problématiques auxquelles elle a à faire face et de laisser persister l'idée qu'au-delà de son appartenance à la médecine, elle « appartiendrait » également au social. Or cette assertion nous paraît non seulement fausse, mais de nature à entraver une réelle réflexion sur l'identité de la psychiatrie au sein des disciplines médicales, ce qui est, nous semble-t-il, la seule vraie question. Évoquer l'appartenance de la psychiatrie au champ social, c'est confondre les champs d'application de la psychiatrie avec ses leviers thérapeutiques, seul socle réel de son identité. La nécessité s'impose donc de définir plus avant ce que l'on met sous ce lien postulé entre psychiatrie et social, et d'accepter de faire le deuil d'une tradition qui, pour avoir marqué profondément l'organisation des soins en psychiatrie, lui a fait jouer un rôle « politique » qui la détourne de sa vraie mission.

La connaissance spécifique de la nature des troubles psychologiques et psychiatriques des personnes en situation sociale difficile, acquise par une expérience clinique auprès des personnes composant le vaste champ de la « précarité », est précieuse. Mais, au-delà de cette spécificité du lieu d'intervention et de l'influence de ce lieu sur le vécu des difficultés et sur la nature des interventions possibles, c'est une lecture psychopathologique qui est requise pour assurer cette mission. C'est bien là que se situe la demande des professionnels du champ social, interlocuteurs de première intention auprès des personnes en situation de « misère sociale ». La nécessaire prise en compte de cette demande ne se discute pas plus aujourd'hui qu'hier. La question qui se pose est celle du professionnel en charge de la réponse à fournir. À cet égard, cette situation trouverait avantage à être rapprochée de celle qui constitue la psychiatrie de liaison[43]. Là aussi, des médecins sollicitent la psychiatrie pour des personnes en « misère somatique ». Là aussi, la question qui se pose est celle du professionnel susceptible de leur fournir une réponse. Il nous semble légitime de défendre l'idée, contenue dans le terme de liaison, qu'il s'agit en premier lieu de fournir aux professionnels de première intention l'aide nécessaire pour prendre au mieux en charge les personnes dont ils ont la charge, sociale ou médicale, et cela d'autant plus que la

______

43. La plupart des services de psychiatrie hospitalière ont mis à la disposition des services médicaux une équipe mobile composée le plus souvent de psychiatres et de psychologues, parfois d'infirmiers psychiatriques, pour aider les équipes médicales dans la prise en charge de la souffrance psychologique ou des troubles mentaux avérés des patients de leur service.

demande du sujet leur est adressée et que la plainte s'inscrit dans leur champ de compétence. La reconnaissance de troubles mentaux avérés, relevant d'une prise en charge psychiatrique, ne peut être que facilitée par un meilleur repérage par ces professionnels ainsi sensibilisés au « fait psychopathologique ». La compétence requise pour assurer cette fonction repose sur une logique psychopathologique qui sera, ici, mise au service du champ social, et là, du champ médical. La spécificité du champ d'intervention ne peut se substituer, dans la définition du métier de psychiatre, au modèle psychopathologique qui en constitue le seul fondement. En somme, la précarité sociale ou médicale ne constitue que des champs d'application possibles de la compétence psychiatrique dont l'identité est ailleurs. Le terme « bio-psychosocial » ne peut à la fois définir le modèle fondateur de la compétence psychiatrique et les champs d'application de celui-ci. Il paraît nécessaire, afin de lever certaines confusions, de réserver à la psychiatrie le modèle « neuro-bio-psychologique » (et nous verrons qu'en réalité il serait plus juste de parler de modèle « bio-psychanalytique ») et de considérer le champ social comme un des champs d'application privilégiés de ce modèle.

Mais l'interface du « psychiatrique » et du « social » ne se résume pas à l'aide aux patients en situation sociale difficile.

Dans la prise en charge de certains patients, la psychiatrie se trouve régulièrement confrontée aux exigences du champ social. Les schizophrènes posent de manière exemplaire ce problème. La schizophrénie est une pathologie dans laquelle les difficultés majeures dans l'adaptation au réel rendent l'insertion sociale, au mieux, difficile, au pire, illusoire. La notion de handicap psychique vient marquer cette particularité évolutive, et cela, indépendamment des possibilités de récupération de ces patients et de l'imprévisibilité de leur devenir. La psychiatrie, principalement la psychiatrie publique, dite de secteur, a été depuis toujours confrontée à cette difficulté, oscillant entre son rôle de thérapeute visant à l'amélioration des troubles présentés par le patient et son obligation de répondre au handicap psychique, c'est-à-dire de penser l'insertion, le projet de vie de ces patients. L'un des risques majeurs à cette nécessaire prise en compte conjointe des soins et de la réinsertion repose, nous semble-t-il, sur le décalage possible de la psychiatrie sur le champ du social ou de la priorité accordée à l'acte politique (mettre la société en conformité avec l'acceptation du différent, ici de la « folie ») sur l'acte de soins. Cette position, qui peut conduire à une négligence pour le projet de soins, détourne la psychiatrie de sa mission. La question du « projet de vie » des schizophrènes doit aujourd'hui se réinscrire dans celle du projet de soins. Cette dissociation du projet de soins et du projet de vie a conduit à de réelles catastrophes pour l'évolution de ces patients. C'est, là encore, en restant inscrit dans la logique psychopathologique qui fonde la compétence du psychiatre que son rôle pourra s'éclaircir par rapport à cette question qui a conduit, en son temps, à une réponse plus politique ou sociale que psychopathologique. C'est de ce point de vue éminemment psychiatrique que la question des liens entre soins et réinsertion peut se penser. Ce n'est qu'en concevant le projet de vie comme un levier thérapeutique potentiel que le psychiatre pourra repenser l'interface entre le monde sanitaire et le champ de l'hébergement et de l'insertion. Ce n'est qu'en apportant aux partenaires sociaux du monde de l'hébergement et de l'insertion sa logique psychopathologique que le psychiatre permettra que se dessinent de réels liens de complémentarité, chacun restant dans son champ de compétence spécifique. Incontestablement, cet échange ne peut reposer que sur un langage commun minimal imposant à la psychiatrie et aux professionnels du champ social une connaissance mutuelle de leurs compétences et des contraintes de leur exercice. Dans le rapport avec les usagers et les familles de patients, le même soin doit être apporté dans la spécificité des compétences échangées. Les usagers et les familles de patients constituent à bien des égards des alliés essentiels de la psychiatrie pour accompagner les évolutions nécessaires.

En résumé, ce long développement visait à argumenter la nécessité pour la psychiatrie de renouer avec un modèle psychopathologique spécifiant son identité et de « relire » ses missions sociales de cette place qui est la seule qui la légitime. En somme, nous pensons que le consensus qui semble se faire autour d'un modèle « bio-psychosocial » ne peut que détourner cette discipline de la seule identité à laquelle elle peut prétendre et que nous qualifierons de « neuro-bio-psychodynamique ». Le sens que nous donnons ici à ce concept se réfère à l'intégration qu'il promet entre la dimension « organique » et la dimension « psychique » du fait psychiatrique. Ce n'est que de cette place et munie de cette identité que la psychiatrie pourra réellement répondre à la question de son interface avec le social qui reste l'une de ses problématiques essentielles.

Concernant la notion de modèle « multifactoriel », suggérant qu'aucune théorie partielle ne peut expliquer, à elle seule, les pathologies psychiatriques et qu'il faut, pour le faire, les prendre toutes en compte, le même flou existe. Cette position repose sur le constat de la nécessaire complémentarité des techniques de soins pour, en pratique clinique, traiter le patient. Mais ce modèle ne permet pas de penser cette intégration des regards théoriques ni la complémentarité des pratiques de soins. Dans ce modèle, l'ensemble des théories est situé de manière équivalente. Or il apparaît clairement que l'opposition fondamentale se situe dans la difficulté d'intégrer l'organogenèse et la psychogenèse des troubles. Cette opposition qui marque toute l'histoire de la psychiatrie peut se décliner de diverses manières. Au niveau le plus pratique, elle recouvre la question « médicament et/ou psychanalyse ? ». De manière plus théorique, elle s'exprime sous la forme de l'opposition dans le déterminisme des troubles entre « facteurs organiques et/ou facteurs psychiques ? » ou « facteurs génético-biologiques — organogenèse — et/ou facteurs psychiques

— psychogenèse ? ». Enfin, sur un plan plus général encore, la question est celle du déterminisme des comportements humains que recouvrent les problématiques de l'inné et de l'acquis ou de l'âme et du corps, c'est-à-dire des questions de nature philosophique. La question fondamentale à laquelle la psychiatrie doit répondre est celle de l'intégration possible des termes de cette opposition et, pour le métier de psychiatre, de la combinaison de la compétence psychanalytique et de la compétence neurobiologique. Pour les auteurs, cette question constitue le nœud de la révolution que la psychiatrie doit assumer. Si la plupart des psychiatres le pensent, aucune proposition de nature à réviser la clinique psychiatrique et le regard sur les soins nécessaires pour penser cette combinaison n'est à ce jour disponible. Si la pratique psychiatrique mêle encore, sur un mode strictement empirique, ces deux compétences, cette pratique est violemment menacée par l'incapacité où se trouve la discipline de penser l'intégration de ces deux dimensions et de cette base de situer l'ensemble des connaissances acquises. Ce point précis, qui pour nous représente l'essentiel de la crise que traverse la psychiatrie, doit trouver sa solution dans la préservation des acquis du passé (la psychanalyse) et l'intégration des acquis du présent (la neurobiologie) non seulement au niveau des pratiques, mais également, et nécessairement, pour en assurer la pérennité, dans un modèle théorique de psychopathologie « générale ». Demain, la fracture entre les praticiens pourrait bien se faire entre les psychiatres attachés à défendre la complémentarité des pratiques de soins, et donc la spécificité de la psychiatrie qui s'y attache, et les psychiatres attachés à défendre une idée de la psychiatrie tout entière réduite à une des théories qui la composent.

Mais certains de ceux qui défendent la complémentarité des pratiques désespèrent qu'un modèle théorique puisse en rendre compte. Confiants dans le fait qu'en pratique les psychiatres se servent au mieux de ce pluralisme théorique, ils renoncent à le modéliser. Nous sommes quant à nous convaincues, d'une part, que cette théorie éclectique implicite chez les praticiens ne repose sur aucun consensus réel, d'autre part, qu'en l'absence d'un tel modèle la psychiatrie elle-même ne peut affirmer son identité.

Pour rendre possible ce projet, il est nécessaire de changer notre façon de définir les troubles psychiatriques et de penser nos pratiques de soins. La notion de « quatrième paradigme » que nous adoptons s'inscrit dans ce challenge que G. Lantéri-Laura pose à la discipline[44]. Il ne paraît pas « utopique » de relever ce challenge. En effet, du premier au « quatrième » paradigme, le paysage de la psychiatrie a considérablement changé. Ce changement repose en partie sur le développement considérable de son arsenal thérapeutique et sur les connaissances que nous pouvons tirer des impasses des paradigmes précédents. Par ailleurs, l'évolution des sciences humaines et des sciences de la vie, les transformations de la société et donc des attentes et des besoins des individus sont autant de repères pour penser différemment l'avenir de la psychiatrie.

Un changement de regard nous semble donc nécessaire pour répondre à la crise, que marque la fin du troisième paradigme, et que G Lantéri-Laura situe dans les fondements mêmes de la discipline, c'est-à-dire dans sa capacité à offrir une description des troubles pertinente par rapport aux évolutions de la discipline. Celles-ci concernent aussi bien le développement considérable de son arsenal thérapeutique (que les différents discours sur le fait psychiatrique ont rendu possible) que son inscription dans la médecine.

Le concept de paradigme correspond bien à notre tentative. Reprenant la définition qu'en donne S. Kuhn, G. Lantéri-Laura le définit de la façon suivante : « Cette notion de paradigme ne renvoie pas du tout à la formulation d'une doctrine qui ne pourrait s'affirmer que par un antagonisme permanent à l'endroit des autres, mais bien à un ensemble de représentations cohérentes et corrélées

---

44. G. Lantéri-Laura, *op. cit.*

entre elles, qui régulent pendant longtemps, de façon rationnelle, efficace et économique, la discipline dont elles constituent précisément le paradigme[45]. »

De manière plus concrète, les deux questions auxquelles ce quatrième paradigme doit répondre sont : sur quel modèle médical cohérent, c'est-à-dire autorisant une « réfutation praticable », s'appuie la logique psychiatrique ? Quelle est la spécificité de la psychiatrie dans le champ des disciplines médicales ?

-----

45. *Ibid.*, p. 38.

Chapitre 3

VERS UN MODÈLE PSYCHIATRIQUE DE LA COMPLÉMENTARITÉ DES PRATIQUES DE SOINS : LE QUATRIÈME PARADIGME

Le paradigme que nous proposons a pour objectif de préserver l'ensemble des acquis de la discipline. Ces acquis permettent en effet de poser la psychiatrie comme le prototype d'une médecine de l'homme, orientée vers une conception de la santé non réduite aux soins.

Seul un tel modèle pourrait permettre de spécifier le rôle du psychiatre par rapport au médecin généraliste, au neurologue ou au psychologue. Seul un tel modèle pourrait permettre de cerner le champ d'intervention légitime de cette discipline et de proposer des projets crédibles pour améliorer l'offre de soins. En effet, comme nous l'a montré le premier chapitre, les cloisonnements des modalités de prise en charge, qui rendent le système peu lisible, sont en partie liés aux discours théoriques différents sur le fait psychiatrique dont elles sont issues. Ainsi, à la diversité des acteurs de l'offre de soins qui se sont développés en parallèle et non en complémentarité répondent en miroir des discours théoriques parallèles traversant et fracturant la psychiatrie. Ces discours, trouvant un lieu institutionnel venant les renforcer, se sont, dans une lutte pour leur « domination », opposés au développement d'une pensée sur leur complémentarité. L'intrication des enjeux institutionnels et des enjeux théoriques est une évidence. Cette primauté accordée aux modèles théoriques sur la clinique elle-même a détourné l'intérêt des psychiatres pour la pratique quotidienne. Ce constat nous a conduit tout naturellement au paradigme que nous proposons qui se décline aussi bien sur le plan institutionnel que sur le plan clinique. Ce changement de position auquel nous invitons les acteurs de santé s'applique à l'organisation de l'offre de soins, sous la forme d'une coordination en réseau des acteurs impliqués dans la santé mentale, comme à la scène clinique susceptible d'initier une réflexion sur la complémentarité des pratiques, c'est-à-dire autorisant la confrontation des différentes modalités de prise en charge et donc des différents regards portés sur le « fait psychiatrique », à partir de la pratique, seul espace de « partage » qui réunisse tous les acteurs.

Car ce nouveau paradigme a pour visée essentielle de poser le cadre d'une pensée clinique « en devenir ». Il ne s'agit en aucun cas de proposer une théorie finie à laquelle devrait se rallier l'ensemble des psychiatres. Il s'agit de poser un cadre suffisamment consensuel pour que le débat puisse à nouveau s'ouvrir en psychiatrie. La caractéristique d'une discipline dynamique est la richesse des débats qu'elle engendre. Pour les rendre possibles, un consensus minimal s'impose, sorte de langage commun qui puisse représenter l'identité de l'ensemble de la discipline. Ce consensus s'appuie sur les connaissances non discutables issues des différents champs de savoirs, rassemblées. C'est de ce consensus que les zones d'ombre pourront être repérées, et les vraies questions posées. C'est grâce à ce langage minimal commun que l'ensemble des professionnels pourra participer à la recherche de solutions aux problèmes posés. L'accumulation de connaissances nouvelles en psychiatrie ne sera possible que dans le partage d'un cadre de connaissances et donc de questionnements communs. Ce paradigme impose, dans cette perspective, deux prérequis : partir de la clinique pour construire cette « théorie du fait psychiatrique et des pratiques de soins », et créer l'espace de confrontations entre professionnels d'obédiences différentes, ce qu'un réseau de coordination réunissant tous les acteurs de la santé mentale permet.

Pour répondre aux enjeux qu'il devra relever, ce paradigme ne doit donc pas chercher en dehors de la clinique elle-même une théorisation qui puisse répondre aux questions posées par la pratique. La clinique, dans cette quête d'une théorisation extérieure à elle, oublie qu'elle possède en elle-même les moyens de se penser et que l'appropriation des données issues des différents discours théoriques « partiels » ne pourra jamais rendre compte d'une pratique qui mêle ce que les discours théoriques opposent, arc-boutés sur des idéologies causales totalitaires.

Si un quatrième paradigme est possible, il ne peut être issu que de la clinique et des pratiques. L'identité de la psychiatrie repose sur les psychiatres qui l'exercent chaque jour. En somme, il permet d'espérer que ce que le praticien expérimente quotidiennement, muni de sa seule « théorie implicite » de la clinique et des pratiques, deviendra une théorie psychopathologique générale et explicite.

Il est donc indispensable de proposer un paradigme clinique, supposé représenter la pratique réelle des praticiens. Ce paradigme doit permettre, grâce aux données acquises, de manière cloisonnée, sur chacune des pathologies et sur chaque technique de soins, d'offrir un lot de représentations cohérentes du fait psychiatrique orienté par la nécessité de situer la place des différentes théories et des techniques qu'elles sous-tendent dans des pratiques spécifiquement psychiatriques.

Réaliser un tel projet comporte de nombreuses difficultés. Déjà, le fossé qui sépare à ce jour la pratique des psychiatres des discours théoriques sur la psychiatrie est tel que la description même des troubles psychiatriques n'est pas adaptée à cette pratique.

La première nécessité est donc de proposer une nouvelle clinique, plus adaptée à la prise en charge des patients. Cette nouvelle clinique doit permettre de découper la clinique psychiatrique en entités diagnostiques distinguées sur une base utile à l'exercice.

Dans un deuxième temps, il est essentiel de poser autrement que ne le font les différentes théories « partielles » du fait psychiatrique le problème de la complémentarité des pratiques. Il est à ce titre primordial de substituer à la logique de concurrence entre techniques de soins une logique de confrontation et de complémentarité vraie sur laquelle repose le modèle éclectique qu'adopte le psychiatre.

Dans un troisième temps, la démarche du praticien devra être explicitée. Seule cette objectivation de ce que l'on peut supposer être sa « théorie implicite » peut permettre l'évaluation et la validation nécessaire à l'élaboration d'une théorie qui la modéliserait.

Enfin, ce nouveau cadre de questionnement renoue avec la nécessité de recherches cliniques, fortement orientées vers l'évaluation des pratiques. Construire une théorie psychiatrique « intégrée » spécifique de cette discipline impose de dissocier résolument la recherche propre à chacune des théories « partielles » de la recherche qui s'impose pour élaborer une théorie psychiatrique unifiée sur la base des pratiques de soins.

S'inscrire dans ce projet impose un changement radical de position par rapport à notre manière de décrire aujourd'hui la clinique psychiatrique et de penser le choix thérapeutique. Pour exposer ce changement de perspective que nous proposons, il importe de montrer en quoi il rompt avec la logique qui sous-tend aujourd'hui la construction des modèles théoriques d'explication, de description et de prise de décision en psychiatrie.

La clé de voûte de ce changement est le renoncement aux hypothèses étiologiques pour décrire les troubles et pour penser les pratiques de soins. En effet, l'usage de ces hypothèses a conduit à la balkanisation de la psychiatrie, à l'élaboration de cliniques « partielles » sur la base de théories « partielles » du fait psychiatrique et à l'impossibilité de penser la complémentarité des pratiques.

POUR UNE DESCRIPTION DES TROUBLES PSYCHIATRIQUES PLUS ADAPTÉE À LA PRISE EN CHARGE DES PATIENTS : LA CLINIQUE PATHOGÉNIQUE

L'utilisation de présupposés étiologiques pour guider la description de l'« objet » psychiatrique a éloigné les classifications des troubles des réalités cliniques auxquelles sont confrontés les praticiens. Par ailleurs, elle a autorisé chaque théorie partielle à tenter d'imposer son modèle de description des troubles au détriment des autres.

Aucune classification ne fournit à ce jour une description intégrant les différentes lectures possibles du fait psychiatrique. Il est légitime d'avancer que, face à cette difficulté, les classifications internationales actuellement disponibles ont répondu en « éliminant » l'une des composantes de description du fait psychiatrique (la dimension du sujet). Ce faisant, elles ont adopté une position médicale simplificatrice du fait psychiatrique, réduit à l'atteinte fonctionnelle du cerveau. Ce faisant, elles ont privilégié le traitement médicamenteux sur une prise en charge intégrant l'ensemble de l'arsenal de la psychiatrie. Ce faisant, elles ont perdu ce qui fait de la psychiatrie la discipline médicale par excellence, c'est-à-dire une discipline possédant l'ensemble des outils « somatiques » et « psychologiques » qui permettent d'agir sur la santé des personnes.

À ces raisons strictement psychiatriques légitimant l'abandon des prérequis étiologiques s'associe l'argument plus scientifique que nous apportent les neurosciences sur le déterminisme des comportements. Cette voie de recherche en pleine évolution souligne l'absence de pertinence à distinguer les déterminismes biologiques et psychologiques des conduites humaines. En effet, les neurosciences autorisent désormais à penser la génétique dans des termes fonctionnels et non structuraux. La question n'est plus : « Comment le capital génétique s'exprime-t-il au niveau du comportement ? », mais : « Quelles sont les influences que subit le matériel génétique qui concourent à son expression ? » Dans cette perspective, on peut parler de fonctionnalité du gène en ce que les expériences de vie, facteurs de personnalité et facteurs environnementaux, vont venir l'influencer. Nous devons garder des neurosciences l'idée que la clinique ne peut être découpée selon une ligne utilisant des hypothèses étiologiques aussi obsolètes que celles qui opposent un déterminisme supposé psychodynamique et un déterminisme supposé génético-biologique. La pratique elle-même nous montre les impasses auxquelles conduisent de telles divisions.

Pour toutes ces raisons, il est nécessaire de renoncer à l'étiologie pour guider nos descriptions. Si cette proposition peut apparaître comme une évidence à bon nombre de praticiens, elle est loin d'aller de soi.

Renoncer à l'étiologie comme « guide » à la description des troubles et au traitement fait en effet s'effondrer l'ensemble de la logique sur laquelle repose notre abord actuel des troubles psychiatriques.

Quelle description des troubles proposer si l'on s'émancipe
de la vision étiologique qui balkanise la psychiatrie
mais en constitue le fondement ?

Un modèle clinique « intégré » ne peut pas reposer, nous l'avons dit, sur des hypothèses sur les déterminismes organiques et/ou psychodynamiques des troubles. Tenter de le faire serait renouer avec une vision « philosophique » de l'humain, en l'absence de données scientifiques suffisantes pour penser cette intrication.

S'appuyer sur les données promises par les neurosciences serait anticiper des résultats que cette nouvelle science de l'homme n'a pas encore apportés.

Le changement vient du renoncement aux présupposés étiologiques et du choix du niveau pathogénique pour décrire les troubles et faire le lien entre cette clinique et les traitements. En effet, l'action thérapeutique, quel que soit le levier thérapeutique utilisé, opère en agissant sur ce niveau des mécanismes, indépendamment de l'étiologie.

En outre, le niveau « pathogénique » offre des possibilités d'observation et de réfutation que ne possède pas le niveau étiologique. En effet, la comparaison possible des effets des différentes thérapeutiques peut se faire à ce niveau d'observation et offre donc le cadre d'observation et de réfutation nécessaire.

Enfin, ce niveau d'observation permet, bien mieux que le niveau étiologique, de penser les liens avec la clinique. Ce « dialogue » nécessaire entre le niveau d'observation pathogénique (hypothèses sur les mécanismes en cause) et le niveau d'observation clinique permet de réduire le fossé séparant la théorie de la pratique, en grande partie lié au caractère spéculatif et non réfutable du niveau étiologique adopté par la théorie.

Ce paradigme s'inscrit dans une logique qui lie résolument la description clinique et l'action thérapeutique, et tente de poser les conditions de possibilité d'un dialogue entre la théorie (ici modèle des mécanismes de production des troubles) et la clinique.

La proposition d'une clinique pathogénique impose de renoncer aux découpages proposés par les nouvelles classifications des troubles mentaux.

Les classifications internationales actuelles[1] ont découpé la clinique selon une multitude de catégories supposées, jusqu'à preuve du contraire, distinctes en termes « génético-biologiques ». Ce découpage est adapté à leur objectif : à chaque sous-catégorie, un protocole de traitement spécifique. Ainsi, les grandes entités se voient divisées en plusieurs tableaux, dont les auteurs peuvent penser

---

1. DSM-IV et CIM 10, *op. cit.*

que, compte tenu de leurs différences cliniques, des protocoles de traitement différents y seront efficaces. Sous-tendant cette démarche, l'idée est que chacune des « grandes catégories » est un composé de troubles hétérogènes qu'il s'agit de distinguer.

S'appuyant sur les symptômes pour le faire, cette classification conduit à un éclatement de la clinique en de nombreux syndromes. Ainsi, cette nosographie très spécifique dans son objectif « remet à plat » les grands regroupements qui avaient été proposés par le passé, pour y substituer un découpage en entités « minimales » de recherche, sur la base d'un regroupement de symptômes, opéré par l'outil statistique. Ces catégories et sous-catégories de troubles constituées à partir d'un choix d'items clairs et facilement objectivables, regroupés sur une base statistique, sont ensuite soumises à l'épreuve de validateurs externes censés venir en tester la « réalité ». Ces validateurs sont, entre autres, l'évolution, les facteurs génétiques, les indices cognitifs et surtout l'épreuve thérapeutique. Une catégorie est tenue pour valide lorsqu'un faisceau de validateurs confirme sa validité de contenu. Pour qu'une sous-catégorie soit tenue pour « recevable », elle doit faire la preuve qu'elle possède une évolution spécifique, un *pattern* d'antécédents familiaux qui présuppose un soubassement génétique unique, des anomalies cognitives discriminantes par rapport à d'autres entités et, bien sûr, que les patients qui présentent ce trouble réagissent à un protocole de traitement spécifique.

Ces découpages n'ont jamais fait la preuve de leur intérêt pour la prise en charge des patients. L'équation « un trouble-un traitement spécifique » ne s'est pas confirmée. Par ailleurs, cette clinique, supposée proposer aux recherches neurobiologiques et pharmacologiques des « objets » cliniques adéquats, c'est-à-dire des phénotypes clairs pour des recherches génétiques, neurobiologiques et pharmacologique, a échoué à le faire. La génétique est en quête de nouveaux objets, tout comme la recherche neuro-cognitive ou celle des déterminants biologiques des comportements. Déjà, les différents courants de recherches se sont détournés de cette clinique pour envisager d'autres découpages plus pertinents par rapport à leur objectif. La génétique s'inscrit dans le modèle de vulnérabilité qui lui fournit un modèle clinique adapté à ses exigences. Les modèles neurocognitifs optent pour des découpages en « fonctions » qui les rapprochent de leur modèle psychologique d'origine : anomalies de la mémoire, de la perception, du langage, de l'attention... les travaux sur les « tempéraments » ont choisi une psychologie clinique pour définir leur objet.

Enfin, et cela est plus grave, ces découpages ont montré les conséquences d'un choix orienté par des hypothèses étiologiques. Toute différence symptomatique, évolutive ou de réponse repérée au traitement sera interprétée dans les termes de l'hypothèse. Ainsi, la constatation d'une réduction importante du risque suicidaire sous lithium chez les patients présentant un trouble de l'humeur a conduit à émettre l'hypothèse que le lithium possédait des propriétés « antisuicidaires ». Cette interprétation néglige le fait que la prise de lithium marque l'inscription du patient dans une relation de soins et que l'acceptation de cette relation thérapeutique, d'une part, marque le travail de deuil accompli par le patient, d'autre part, lui offre le cadre contenant et protecteur nécessaire pour prévenir un passage à l'acte suicidaire.

Ainsi, ce n'est que de manière artificielle que des découpages ont été introduits au sein des grandes catégories de troubles. En d'autres termes, l'axe « unique » de découpage proposé primitivement par le DSM et repris par la CIM 10 ne nous semble pas adapté pour rendre compte de la diversité des tableaux cliniques et pour définir de manière cliniquement pertinente les frontières des grandes entités pathologiques.

Les limites de cette classification sont aujourd'hui évidentes. La question est celle de son remplacement.

*Le choix que nous faisons est de nous appuyer
sur l'étude des mécanismes pour définir les contours
des entités nosographiques*

La proposition d'une clinique « pathogénique » renoue avec celle d'auteurs du passé au premier rang desquels E. Bleuler. Le modèle bleulérien s'est construit à partir d'une pathologie, sur laquelle peu de données existaient à l'époque, la schizophrénie[2]. Cherchant à décrire le vaste groupe des troubles schizophréniques, Bleuler, dans une démarche pathogénique, va définir un concept pathogénique « fédérateur » de l'ensemble des tableaux cliniques de cette pathologie, qu'il appellera la « dissociation mentale ». Pour lui, le trouble fondamental de la pathologie schizophrénique est un trouble dans « les enchaînements des idées entre elles ». Il postule que ce trouble, commun à tous les patients, permet de décrire le groupe des schizophrénies. Il utilise le modèle associationniste de l'époque pour tenter de le décrire en référence au fonctionnement normal de la pensée dont il représente une « déviance ». Au niveau causal, il adopte l'hypothèse d'une causalité multiple avec laquelle renoue le modèle « multifactoriel » actuel. Cette position causale lui permet d'intégrer la dimension organique et la dimension de personnalité dans le déterminisme des troubles (il se réclame à la fois de Kraepelin et de Freud). Cependant, pour décrire la clinique, il pose une différence de nature entre ce qui reviendrait à l'organique dans le tableau constaté et ce qui reviendrait au sujet. Ainsi, Bleuler tente de repérer, dans la clinique, les signes témoignant de l'un et de l'autre de ces déterminismes. Le facteur organique expliquerait, pour lui, la dissociation mentale, signes « spécifiquement » schizophréniques « irréductibles » à une analyse du sens : anomalie spécifique de la pensée qui impose une analyse psy-

---

2. E. Bleuler, *Dementia Praecox ou Groupe des schizophrénies*, trad. par A. Viallard, suivi de H. Ey, *La Conception d'Eugen Bleuler*, Paris, EPEL et GREC, 1993.

chologique et dont le déterminisme serait « organique ». Le facteur subjectif interviendrait par ailleurs largement dans l'expression clinique et manifesterait les désirs du sujet : « La symptomatologie apparente représente, au moins en partie, l'expression d'un effort plus ou moins fructueux, pour se frayer un chemin hors d'une situation intolérable. » La psychiatrie a oublié que cette construction visait à intégrer les deux dimensions constitutives du fait psychiatrique pour ne retenir que l'opposition clinique de signes postulés de natures différentes. En effet, on retrouve bien cette distinction dans l'opposition actuelle entre approche « bio-comportementale » et approche du sujet. L'approche bio-comportementale s'attacherait à décrire les anomalies « spécifiquement » schizophréniques, dans une perspective « symptomatique » du trouble, et à définir les actions visant à réduire ces signes ou à « remédier » à l'utilisation déficiente des processus de pensée impliqués.

L'approche du sujet, que la phénoménologie ou la psychanalyse revendiquent, s'attacherait à la connaissance du « vécu » du patient et des mécanismes qui le sous-tendent, et viserait à définir les conditions d'une possible cocréation d'un espace relationnel avec lui, ou le cadre permettant l'accès aux mécanismes inconscients de ce vécu. Ainsi, la limite du modèle bleulérien réside dans le fait qu'il s'appuie sur un modèle causal qu'il faut aujourd'hui dépasser. En effet, en tentant d'intégrer « cause psychique » et « cause organique », Bleuler a autorisé, en clinique, de les dissocier. La psychiatrie, aujourd'hui plus riche qu'à l'époque bleulérienne de nouvelles techniques de soins, a posé l'équation « cause psychique = traitement psychanalytique », « cause organique = traitements pharmacologiques » qui se décline dans l'opposition neuro-bio-comportementale et psychanalytique constatée aujourd'hui. Or cette équation tombe sous le coup du principe de circularité, et son intransigeance n'est pas recevable. Ainsi, si E. Bleuler a proposé une description pathogénique des troubles, il n'a pas réussi à proposer une description qui permette de penser la complémentarité des pratiques. En effet, nous l'avons vu, la tentative de combiner facteurs organiques et facteurs de personnalité a conduit à décrire dans les tableaux cliniques une simple juxtaposition de signes, les uns relevant d'une clinique symptomatique, les autres d'une clinique du sujet. Cette description entérine le cloisonnement des pratiques. Elle conduit à traiter de manière « biologique » les signes organiques et de manière « psychologique », les signes relevant de la personnalité du sujet. L'objectif que nous poursuivons nous distingue de celui que Bleuler se donnait : offrir une clinique pathogénique permettant de « résoudre » la question étiologique de la complémentarité des causes organiques et des causes psychologiques (entendues dans le sens psychanalytique). Renonçant à poser comme horizon de vérité de la clinique et de ses découpages la question de l'intrication des facteurs causaux que la recherche fondamentale prend pour objet, nous posons, de manière plus pragmatique, comme objectif aux découpages proposés d'interroger les différentes lectures pour dessiner les contours des entités pouvant constituer un « objet clinique » minimal pour que chaque théorie s'y reconnaisse et que les différentes pratiques qu'elles sous-tendent puissent se confronter.

Des choix doivent être faits concernant les « subdivisions minimales » utiles à la pratique psychiatrique, c'est-à-dire pertinentes en regard des connaissances acquises et adaptées à l'objectif de penser la complémentarité des pratiques.

Un regroupement des tableaux cliniques sur une base pathogénique plutôt qu'étiologique permet d'être en accord avec l'objectif d'y adapter une démarche thérapeutique, l'effet des traitements s'exerçant à ce niveau pathogénique.

C'est à une déconstruction *des* cliniques actuelles que nous invite le quatrième paradigme.

Pour le faire, nous devons faire le choix d'un autre principe de construction que celui proposé par les classifications internationales.

Pour définir un « objet » clinique minimal commun acceptable par toutes les théories partielles du fait psychiatrique, et en regard de laquelle le choix de l'une ou de l'autre technique de soins pourra se penser, il faut que les entités, définies par leur pathogénie (c'est-à-dire s'appuyant sur le « comment » se réalise cet état et non sur le « pourquoi » il apparaît), intègrent les différentes lectures possibles de ces mécanismes.

Ainsi, c'est en s'appuyant sur une validité de consensus entre les différentes lectures des troubles que nous proposons de définir cette nosographie « minimale ». En somme, les différents « modèles fonctionnels » sont tenus pour les validateurs de chaque entité nosographique. Ils posent la vraisemblance d'une subdivision en regard des différentes lectures pouvant en être données. Ce faisant, chaque théorie participe à la construction de l'objet clinique sans s'y dissoudre, et c'est de cet objet qu'elles seront interrogées. En retour, chaque modèle fonctionnel doit pouvoir rendre compte des caractéristiques que l'observation clinique nous montre.

Tout état pathologique peut se décrire selon des lectures différentes qui ne sont pas complémentaires mais qui sont autant de descriptions du même phénomène clinique.

Poser ce postulat pourrait paraître d'une grande naïveté. Pourtant, quand il s'agit de l'appliquer à la description des troubles psychiatriques, de nombreuses difficultés surgissent. D. Widlöcher a proposé de le faire en décrivant les différentes « logiques » de la dépression[3]. Comme il le souligne : « Les investigations psychanalytique, psycho-sociologique, psycholinguistique, ou psychophysiologique ne sont pas incompatibles, elles sont complémentaires, mais sans parallélisme[4]. » Sans reprendre la théorie de l'action qui sous-tend sa lecture clinique, il est intéressant de compléter cette proposition pour l'orienter non vers un

---

3. D. Widlöcher, *Les Logiques de la dépression*, Paris, Fayard, 1995.
4. *Ibid.*, p. 16.

modèle théorique mais vers un objectif plus clinique, de penser la complémentarité des pratiques.

Cette clinique présuppose que, quelles que soient les causes d'une entité, différents regards peuvent la décrire. C'est dans ce sens que peut s'élaborer une clinique « intégrative ». La notion d'intégration est ici définie. Elle n'est pas théorique, elle est clinique et pragmatique. C'est en posant autrement les questions cliniques et en partant du terrain pour interroger la place respective des différentes lectures dans les descriptions cliniques et des différentes pratiques de soins qu'une telle intégration sera possible.

L'exemple de la schizophrénie permettra d'exemplifier cette démarche. En effet, cette entité est sans doute une de celles qui ont donné lieu au plus grand nombre de travaux dans des champs théoriques très différents.

La lecture neurobiologique permet de décrire comment, sur ce plan, le fonctionnement de la pensée et de son substrat neuronal est altéré chez le schizophrène. Elle a donné lieu à un nombre considérable de travaux liés au développement des neurosciences cognitives.

Elle décrit la nature des contraintes biologiques qui s'exercent dans le fonctionnement de la pensée chez ces patients, indépendamment de la manière dont elle se manifeste d'un sujet à l'autre. Le modèle des neurosciences cognitives tente d'enrichir notre connaissance sur les fonctionnalités du cerveau, d'une part, et sur les composants élémentaires de la pensée qui permettent à l'homme d'agir, de penser, de communiquer, de ressentir des émotions. D'autre part, il décrit comment, pour penser, communiquer, ressentir des émotions, l'intégrité de certains de ces composants cognitifs est nécessaire et tente d'articuler ces composants avec leur substratum cérébral. Utilisé dans une perspective « clinique », le modèle neurocognitif vient fournir le cadre scientifique permettant d'explorer les mécanismes cognitifs et cérébraux qui sous-tendent les symptômes, et permet d'offrir des modèles validés et spécifiques des troubles schizophréniques. Cet apport est une opportunité pour repenser la pathogénie « neurobiologique » des troubles.

Pour cela, il faut définir cliniquement les symptômes fondamentaux de la pathologie schizophrénique, c'est-à-dire ceux dont la présence est nécessaire au diagnostic. Le choix de la « dissociation mentale » de Bleuler reste le plus pertinent en regard des connaissances acquises depuis sur la clinique de ces troubles.

Les modèles cognitifs, qui se donnent la pensée, dans ces rapports avec le cerveau, comme objet d'étude, ont permis de préciser les mécanismes cognitifs et cérébraux sous-tendant les symptômes de cette « dissociation mentale ».

À titre d'exemple, le modèle de Versailles a confirmé l'absence d'utilisation chez les schizophrènes de certains mécanismes cognitifs (traitements cognitifs du contexte de la situation et attribution d'intentions à son interlocuteur et à soi-même) et de leurs substrats neuronaux dont l'intégrité est nécessaire pour s'ajuster dans la communication.

Ce modèle, en précisant la pathogénie neurocognitive des symptômes, permet d'en guider la description clinique. On retrouve, dans cette démarche, le nécessaire dialogue qui doit s'instaurer entre niveau pathogénique et niveau clinique.

Il existe donc un *pattern* « clinico-neuro-cognitif » défini au niveau de l'observation clinique, par des troubles de la communication très spécifiques à ces patients, au niveau cognitif, par le déficit des traitements contextuels et d'attribution intentionnelle et au niveau du cerveau, par l'absence d'activation cérébrale des « réseaux neuronaux » sous-tendant ces processus cognitifs.

Ce modèle ne dit rien quant à l'étiologie de ce *pattern* de dysfonctionnement. Il constitue un modèle fonctionnel pathogénique permettant de décrire finement « comment » la communication « dysfonctionne », d'un point de vue « neurocognitif », mais non les raisons de ce dysfonctionnement ni les facteurs susceptibles de l'influencer.

Les anomalies cognitives sous-tendant le modèle explicatif proposé ont un statut état (leur normalisation suit l'amélioration symptomatique). Elles rendent ainsi compte de ce que le cours évolutif des troubles nous montre et peuvent être tenues pour les cibles du traitement.

Ainsi, la démarche de description clinique s'appuyant sur l'étude des mécanismes de production des symptômes permet de sélectionner, parmi la diversité des tableaux cliniques, ceux qui constituent le « plus petit dénominateur commun » symptomatique, c'est-à-dire ceux dont la présence est nécessaire et suffisante pour poser un diagnostic.

Dans cette perspective, la clinique « pathogénique » propose une approche radicalement opposée à celle de la clinique catégorielle du DSM[5]. La clinique catégorielle sélectionne les symptômes les plus faciles à mettre en évidence, les plus objectifs et les plus fréquents au détriment des plus spécifiques ; la clinique pathogénique retient les signes cliniques pertinents par rapport aux hypothèses pathogéniques, c'est-à-dire les plus spécifiques, cherchant à intégrer de la logique critériologique la clarté des items retenus. La clinique catégorielle relie des symptômes à un trouble à partir de données probabilistes ; la clinique compréhensive le fait sur la base d'un lien explicatif et fonctionnel. Ainsi, à la logique statistique de sélection des symptômes les plus fréquents utilisée pour élaborer les cadres du DSM, selon laquelle, « si p1 apparaît, p2 a une haute probabilité d'apparaître », se substitue une logique fonctionnelle de sélection des symptômes en fonction du modèle explicatif proposé.

La question des liens entre ce socle symptomatique et les autres comportements anormaux constatés chez les patients pourra se poser, dans cette perspective pathogénique, dans des termes renouvelés. Ainsi, il est légitime de repenser les signes négatifs dans ce contexte explicatif. En effet, ils peuvent constituer une modalité d'évitement adaptatif normal à des relations sociales rendues improba-

---

5. DSM-IV, *op. cit.*

bles par le trouble fondamental de la pensée plutôt qu'un comportement par essence pathologique. Ainsi, la vision compréhensive permet d'envisager autrement la clinique des troubles et de proposer de nouvelles hypothèses que la recherche clinique devra tester pour rendre compte de la diversité des tableaux. De même, les difficultés d'adaptation aux relations réelles et donc l'absence habituelle de satisfaction libidinale sur cette scène pourraient expliquer l'investissement particulier de la scène fantasmatique. Dans cette logique pathogénique, l'objectif est moins de proposer une explication (hypothétique) aux troubles schizophréniques que de proposer un cadre explicatif permettant de poser la question de la complémentarité des pratiques de soins. À ce titre, la question la plus importante, qui nous semble constituer la seule vraie justification à la démarche que nous avons adoptée, est : « Cette description permet-elle de situer l'apport respectif des différentes lectures et, au-delà, des diverses techniques de soins ? » Seule la réponse à cette question permettra de confirmer la pertinence du cadre proposé.

Cette démarche « pathogénique » est celle de D. Widlöcher. Cet auteur a dégagé de l'ensemble des tableaux dépressifs un *pattern* symptomatique, le ralentissement psychomoteur[6]. Il en a donné une définition clinique très précise, facilitant sa reconnaissance — son diagnostic. Sur le plan des processus de production, il apporte des arguments scientifiques en faveur de l'atteinte probable des mécanismes gérant le « tempo » de l'activité psychomotrice. Il décrit ainsi une clinique pathogénique de la dépression, non orientée par l'étiologie présumée. Quelles que soient les causes de cette dépression, il est légitime de penser que, lorsque ce tableau apparaît, il signe l'altération de mécanismes de régulation de l'activité psychomotrice et que les antidépresseurs sont actifs sur ces mécanismes qu'ils normalisent.

---

6. D. Widlöcher (sous la dir. de), *Le Ralentissement dépressif*, Paris, PUF, 1983.

Mais les leviers thérapeutiques ne se résument pas à la prescription de médicaments, de même que la prise en charge des patients ne peut pas se passer d'autres lectures du phénomène dépressif ou schizophrénique.

D'autres regards ont tenté de dégager des caractéristiques communes à ces entités nosographiques. Ainsi, même si la lecture psychanalytique est moins adaptée à la compréhension d'une « catégorie » qu'à celle des individus la composant, elle a offert des descriptions de l'économie psychique singulière des patients dépressifs ou schizophrènes.

De même, l'approche systémique a offert des descriptions de caractéristiques dans les dynamiques familiales propres à ces catégories de patients, tout comme la lecture cognitivo-comportementale a pu en décrire les particularités cognitives et comportementales.

La lecture psychanalytique a proposé des modèles très riches du fonctionnement psychodynamique des schizophrènes. Ces modèles permettent de comprendre la nature et les modalités de gestion des conflits intrapsychiques de ces patients. Ils offrent des connaissances permettant de guider la nature de la relation thérapeutique qui peut s'établir avec eux. Ils offrent des explications susceptibles de permettre une action directe, psychothérapique, dans certaines conditions et pour certains patients. Dans une vision pathogénique, la lecture psychanalytique permet une description du « comment » s'aménage la vie intrapsychique des patients et non une connaissance du « pourquoi ». Dans cette logique, ce sont les modèles de fonctionnement de la pensée qui intéressent la clinique pathogénique, psychiatrique, plutôt que les modèles psychogénétiques de ce fonctionnement qui interrogent plus directement le modèle psychanalytique.

La lecture systémique a dégagé des régularités dans le fonctionnement familial de ces patients. Ces régularités ne constituent en rien une preuve d'une causalité familiale des troubles. C'est dans une vision pathogénique que ces descriptions sont utiles. Quelles que soient les raisons qui ont conduit à l'installation de l'état schizophrénique, la dynamique familiale présente des particularités en rapport avec cet état. Les thérapies systémiques et les thérapies familiales se donnent pour objet la mobilisation de la dynamique familiale en vue d'un ajustement maximal des échanges intrafamiliaux.

La lecture cognitivo-comportementale a permis de dégager des difficultés spécifiques dans les habiletés sociales de ces patients et a développé des techniques d'apprentissage susceptibles de les améliorer.

Ainsi, concernant l'entité « schizophrénie », il y a un consensus sur sa validité apportée par la confrontation des théories partielles de la schizophrénie qui sont ici conçues comme autant de modèles fonctionnels des troubles constatés en clinique. L'ensemble des auteurs s'accorde sur la validité de cette entité et sur ces contours.

Dans une visée thérapeutique, les différents regards que construisent les théories de la schizophrénie sont autant de lectures nécessaires pour guider la prise en charge et penser la décision thérapeutique.

Il convient donc de définir les grandes entités pathologiques en fonction des mécanismes à l'œuvre pour produire les différents tableaux cliniques qui composent chaque entité.

En somme, les descriptions en termes de symptômes doivent être compatibles, pour être utiles à la prise de décision, avec les différents modèles fonctionnels proposés par les théories partielles des différentes entités pathologiques. La classification actuelle des troubles mentaux décrit, au sein de la psychiatrie, des catégories diagnostiques distinguées sur la base d'une logique explicative unique. En somme, cette lecture de la clinique conduit à évaluer et à penser de manière équivalente l'ensemble des troubles. Or l'apport des différentes lectures n'est pas équivalent d'une catégorie de troubles à l'autre. Cette question est importante. Pour y répondre, des recherches cliniques imposant une confrontation des discours théoriques sur des catégories définies de manière consensuelle seraient nécessaires. Le cadre de cet ouvrage ne nous permet pas de procéder à ce travail de confrontation des « écrits ». Mais déjà, en pratique, il est intéressant de juger du degré de consensus qui peut exister dans la définition diagnostique d'un patient sur lequel ces différents regards se confrontent. Ce débat doit s'engager autour du patient lui-même. La responsabilité des professionnels y est ici bien plus engagée que sur la scène théorique, au plus près de l'obligation de soins qui caractérise cette profession.

En l'état actuel des connaissances, il apparaît que certains courants théoriques sont plus pertinents que d'autres à rendre compte de la clinique et de la pathogénie des différentes catégories nosographiques. Les raisons de cette adéquation entre une catégorie de troubles et le type de lecture qui lui est la plus appropriée sont intéressantes à explorer. De nombreux facteurs y concourent. Deux nous semblent importants à souligner. Le premier tient au fait que toutes les théories du fait psychiatrique ne sont pas également adaptées aux découpages nosologiques. Ainsi, la question pour la psychanalyse est celle de savoir si une nosologie psychanalytique est possible sans transgresser l'essentiel de la théorie psychanalytique. Le second est que d'une catégorie de troubles à l'autre l'apport de chaque théorie partielle est différent. L'importance de l'apport d'une théorie à une catégorie de troubles est largement déterminée par l'efficacité de la technique de soins qu'elle propose. Ce lien entre l'efficacité reconnue d'une modalité de traitement dans telle ou telle catégorie de troubles et le choix du modèle théorique le plus apte à le décrire ne nous semble pas légitime, et cela même si la question de la complémentarité des pratiques ne se pose pas dans les mêmes termes selon qu'elle est posée, par exemple, aux troubles schizophréniques ou dans le cadre des personnalités pathologiques. En effet, chaque théorie est partielle de chaque entité psychiatrique. À ce titre, chaque théorie a la même légitimité à être sollicitée face à chaque catégorie de troubles.

À ce jour, la lecture psychanalytique est incontestablement particulièrement adaptée à la description des troubles de la personnalité. Elle offre un modèle pathogénique convaincant, c'est-à-dire une description des mécanismes à l'œuvre dans chacune des catégories de troubles. Cela ne signifie pas que des mécanismes neurobiologiques ne sont pas impliqués dans ces troubles. Cela signifie que la description clinique et pathogénique proposée par la clinique psychanalytique est la plus achevée, la plus utile pour guider la prise en charge.

À l'inverse, la lecture neurobiologique est particulièrement adaptée à la description de la clinique et de la pathogénie des troubles schizophréniques. Cela ne signifie pas que des mécanismes « psychodynamiques » particuliers n'interviennent pas dans la constitution et le maintien des troubles. Par ailleurs, cette lecture est essentielle pour comprendre le vécu du patient et instaurer une modalité de relation en rapport avec les spécificités de son fonctionnement intrapsychique.

Partant des classifications internationales actuelles[7], l'objectif est de constituer une classification nosologique sur une base pathogénique. Par ailleurs, cette clinique pathogénique doit rendre compte des distinctions nécessaires et suffisantes dans l'idée de constituer un plus petit dénominateur commun sur la base d'une validité de consensus entre l'ensemble des théories partielles du fait psychiatrique à notre disposition.

Laissant de côté la question des pathologies mixtes somatiques et psychiatriques, six catégories diagnostiques, dont la distinction est légitime en regard des données actuelles, peuvent être retenues.

Les troubles de l'humeur constituent la première entité dont les contours peuvent assez clairement être déli-

---

7. DSM-IV et CIM 10, *op. cit.*

mités. Ce faisant, nous réfutons l'idée d'une psychose unique dans laquelle troubles thymiques et troubles schizophréniques seraient rapprochés. Par ailleurs, poser des différences de nature entre différents troubles de l'humeur, comme le propose le DSM, n'est pas pertinent sur un plan pathogénique. Il est temps de revenir à une vision unitaire de ces troubles qui force à interpréter les différences de tableaux cliniques autrement que sur le seul axe « bio-pharmacologique ». Cette vision unitaire permet de regrouper l'ensemble des états thymiques sur la base de troubles du « tempo » de l'activité proposée par D. Widlöcher[8], ralentissement psychomoteur pour les états dépressifs et accélération psychomotrice pour les états maniaques. Il est important de confronter cette description fonctionnelle, neurobiologique, aux autres modèles fonctionnels proposés. Ainsi, l'approche cognitivo-comportementale a offert à la compréhension du tableau clinique des descriptions très fines de la nature des croyances et des jugements de ces patients, et de la technique susceptible de les mobiliser. De même, la lecture psychanalytique a rendu compte des modalités très spécifiques de fonctionnement intrapsychique et relationnel des patients maniaco-dépressifs dont la prise en charge ne peut pas se priver. Enfin, de nombreuses données sont venues montrer les changements dans la dynamique familiale de ces patients et ont offert des possibilités d'action thérapeutique à ce niveau. Dans ce sens, les différences constatées dans le cours évolutif des troubles sont interprétées en prenant en compte, de manière dynamique, les facteurs de personnalité, les facteurs d'environnement et les facteurs (sans doute génétiques) de réponse aux traitements, plutôt que d'y voir une donnée en faveur de l'hétérogénéité « génétique » des tableaux.

---

8. D. Widlöcher, « Dépression et anxiété », *in* « Les psychotropes sur le divan », *Revue française de psychanalyse*, Paris, PUF, 2002, t. LXVI, p. 414-415.

De la même manière, poser l'hétérogénéité des tableaux schizophréniques nous semble relever de l'illusion selon laquelle des différences dans l'efficacité thérapeutique refléteraient des différences de « nature » plus que de l'évidence clinique.

Aucun argument réellement scientifique ne peut venir, à ce jour, confirmer ce postulat. En outre, dans une perspective pathogénique, il est légitime, en renouant avec la description bleulérienne de ces troubles, de poser les troubles de la pensée et de la communication comme le lieu symptomatique spécifique de cette catégorie diagnostique et le socle pathogénique permettant de regrouper l'ensemble des tableaux cliniques. Dans ce sens, la pathologie schizophrénique est résolument individualisée. En particulier, elle se distingue, au plan pathogénique, de tout autre état délirant ne comportant pas les troubles de la pensée et de la communication spécifiques des patients schizophrènes.

En adoptant le point de vue pathogénique et en appliquant le principe de vraisemblance, la catégorie des névroses ne peut à ce jour être écartée. Là encore, c'est sur l'efficacité des psychotropes qu'une approche neurobiologique des troubles anxieux a été privilégiée, et le regroupement proposé par Freud sur la base d'une psychogenèse de ces troubles radicalement rejeté. Réfutant l'équation « à traitement identique, cause identique », cet argument ne nous semble pas recevable. Ce rejet s'est d'ailleurs accompagné d'une perte de la « vraisemblance » clinique et pathogénique des différents syndromes venus remplacer, dans les classifications actuelles, les « anciennes névroses ».

Un exemple viendra exprimer concrètement le nécessaire déplacement de l'étiologie à la pathogénie pour élaborer une nosologie adaptée à la clinique qui ne repose pas sur l'efficacité des traitements mais sur une validité de consensus. Une femme, suivie depuis sept ans en psychothérapie analytique, vient consulter pour des symptômes obsessionnels très handicapants (compulsions). La thérapie cognitivo-comportementale proposée ne permet pas d'améliorer ce tableau. Aucune symptomatologie dépressive n'est constatée. Pourtant, sous 225 mg d'Anafranil®, on constate un amendement quasi total des compulsions et la reprise d'une vie quasi normale. L'entourage parle de « miracle ». Quant à elle, elle constate avec une grande satisfaction cette amélioration, mais souligne : « Je ne me sens toutefois pas totalement bien. J'ai le sentiment d'être maintenant négligente, de laisser aller les choses, et cela me déplaît. » Il est intéressant de constater l'action « dissociée » du traitement. La levée des symptômes ne s'est pas accompagnée d'une modification parallèle de sa structure de personnalité. Cependant, à ce niveau, le traitement l'a aidée à retrouver une liberté de pensée et un niveau de fonctionnement permettant de l'inscrire à nouveau dans un travail psychodynamique qui, jusqu'alors, était resté sans effet. Cette action sur les symptômes ne dit rien sur leur étiologie. Elle ne doit pas remettre en cause le présupposé psychogénétique. Elle ne permet pas de rejeter une étiologie « organique ». Elle impose simplement de penser l'abord des troubles et de la patiente sous un angle différent. Cette dissociation par le traitement des symptômes et de la structure sous-jacente ne remet pas en cause le modèle freudien qui les lie. Un point de vue pathogénique s'impose pour, d'une part, penser l'action du traitement, d'autre part, réfléchir à la manière de rendre compte de la complémentarité des approches. L'illusion étiologique nous a fait croire, nous l'avons dit, « qu'à traitement identique, cause identique ». C'est cette équation dont il est nécessaire de faire le deuil.

Ainsi, il nous semble que le renoncement au cadre des névroses n'a pas fourni d'arguments suffisamment convaincants pour être maintenu au mépris de la lecture psychanalytique.

En revanche, le DSM est venu montrer que la théorie psychanalytique des névroses ne permettait pas de rendre compte de l'effet d'autre traitement que psychanalytique sur les symptômes névrotiques. Cependant, la rupture radicale entérinée par le DSM avec l'ancien cadre des névroses n'a pas permis d'envisager cette catégorie de troubles dans une confrontation des savoirs. Les données acquises grâce à cette rupture concernent essentiellement l'effet sur les symptômes des traitements médicamenteux et des thérapies cognitivo-comportementales. Leur importance, pour nous, tient au fait qu'elles mettent en question le lien postulé entre les symptômes et la personnalité sous-jacente proposée par une pathogénie fondée sur les mécanismes inconscients décrits par la théorie freudienne.

Cependant, comme nous l'avons déjà dit, cette remise en cause s'appuie sur une logique étiologique que nous souhaitons dépasser. Comme l'exemple que nous avons cité précédemment tentait de le montrer, l'efficacité d'un traitement ou de l'approche cognitivo-comportementale sur les symptômes névrotiques ne remet pas en cause les hypothèses freudiennes. En effet, il y a lieu de dissocier l'efficacité du traitement et l'étiologie des troubles. Reste à définir les critères permettant, dans une situation donnée, de prédire la nécessité d'un traitement médicamenteux, d'un abord cognitivo-comportemental ou d'une cure psychanalytique... et d'expliciter les raisons de ce choix. Afin de les aborder, il nous semble important d'interroger le socle sur lequel ils ont été regroupés par Freud : le présupposé selon lequel les symptômes procédaient du même « régime » pathogénique que la structure de la personnalité sous-jacente. Pour le dire autrement, il nous semble essentiel d'interroger le lien postulé entre symptômes et personnalité sous-jacente. Ce lien établi entre personnalité et symptômes repose sur une psychogenèse des troubles que nous souhaitons dépasser. C'est ce lien qui doit être interrogé pour repenser les mécanismes de production des symptômes névrotiques, mais également des symptômes psychotiques. Cette question est soulevée par Freud lui-meme, confronté à des situations où, malgré le développement d'une névrose de transfert, l'action thérapeutique ne se produit pas sur la névrose clinique. Ainsi, l'évolution non parallèle de la névrose de transfert et de la névrose clinique pourrait témoigner de facteurs de contrainte particuliers impliqués dans la production symptomatique, irréductible à l'action psychanalytique. Cette proposition peut s'appliquer à la situation où, alors même que le tableau symptomatique présenté par le patient semble renvoyer à une problématique névrotique pouvant conduire à proposer un abord psychanalytique, le transfert névrotique ne parvient pas à s'établir. Cette impossibilité de poser le cadre d'un travail psychanalytique pourrait témoigner d'une « rigidité » particulière du système défensif pouvant être mise sur le compte de l'implication de facteurs échappant, dans leur possibilité de mobilisation, à la psychanalyse, et imposant le recours de première intention à d'autres approches plus directes sur le symptôme. Ces propositions ne sont faites que pour tenter d'ouvrir le débat entre psychanalyse et psychiatrie en le recentrant sur les difficultés réelles rencontrées dans le suivi des patients, qui nous semble le seul point de vue susceptible de permettre une réelle confrontation entre des champs de savoirs distincts.

Privilégier le niveau d'observation pathogénique sur la seule prise en compte des symptômes permet de ne retenir des différentes catégories diagnostiques proposées par les nouvelles classifications que celles pouvant prétendre à un statut « pathogénique ».

Ainsi, les troubles du comportement, l'anxiété, les troubles de la sexualité, les troubles du sommeil, les troubles de l'adaptation, les troubles mixtes, etc., ne peuvent revendiquer le même statut pathogénique que les troubles de l'humeur, les troubles schizophréniques ou les troubles névrotiques et imposent d'en être distingués.

Les troubles de la personnalité ne nous semblent pas devoir être dissociés des troubles qu'ils engendrent : anxiété généralisée, troubles de comportement, troubles situationnels, troubles de l'adaptation. La catégorie des personnalités pathologiques a acquis le statut de « trouble mental » par leur association fréquente à d'autres troubles (conduites addictives, anxiété généralisée, troubles du comportement, voire, si l'on accepte leur lien privilégié avec les signes névrotiques, névroses). Ce statut différent est entériné par la distinction proposée par le DSM entre troubles mentaux (dits de l'axe 1) et troubles de l'axe 2 (dans lesquels figurent les troubles de la personnalité). Ce point est important pour plusieurs raisons. Tout d'abord, il est contestable de parler de « troubles de la personnalité » de manière analogique avec les autres troubles mentaux. En effet, il est essentiel de tenir compte des facteurs de personnalité dans l'ensemble des catégories de troubles, car c'est bien la « combinaison » des facteurs de personnalité (dimension psychodynamique) et des tableaux symptomatiques (dimension neurobiologique) que se doit de penser le modèle psychiatrique. Enfin, incontestablement, la psychanalyse nous offre le modèle le plus achevé et le plus « opérationnel » pour décrire ces facteurs de personnalité et en permettre la mobilisation. L'enseignement de la psychanalyse nous permet de lier le fonctionnement de la personnalité avec les différents comportements suscités qui ne peuvent avoir le statut de catégories diagnostiques. En effet, la spécificité de ces conduites est attachée aux mécanismes qui les produisent et qui, eux, caractérisent l'une ou l'autre des catégories diagnostiques retenues. Ils peuvent à ce titre apparaître dans l'ensemble des entités nosologiques.

La question des conduites addictives, dont les liens sont étroits avec les troubles de la personnalité, comporte la particularité de devoir tenir compte de l'effet en propre du produit consommé sur la personnalité elle-même. Leur pathogénie complexe qui impose de penser l'intrication entre modifications physiologiques dues au toxique et troubles de la personnalité justifie de les traiter de manière indépendante. Il est intéressant de noter, dans cette catégorie de troubles, que l'investissement de la conduite peut, dans certaines situations, être tel que la personnalité, en dehors d'elle, peut apparaître normale. Dans cette situation, l'apport des techniques cognitives et comportementales peut être précieux. Mais, là encore, ce n'est que dans la compréhension globale de la situation que la psychiatrie rend possible que la décision thérapeutique pourra être adaptée. L'action sur le comportement, si elle est efficace, s'accompagnera par ailleurs immanquablement d'une modification de l'équilibre global du patient et imposera, pour sa prise en compte, une lecture globale que le regard psychanalytique rend possible.

Certaines catégories diagnostiques ne peuvent pour l'heure être rattachées à l'un ou l'autre de ces cadres pathologiques, faute de données suffisantes les concernant. Il en est ainsi des troubles psychotiques non schizophréniques, ailleurs nommés états délirants chroniques. Ils sont intégrés, dans le DSM, dans la catégorie des troubles psychotiques et, à ce titre, implicitement rapprochés des troubles schizophréniques. Pour nous, ce rapprochement est abusif. En effet, il semblerait plus légitime de penser cette catégorie de troubles en les rapprochant des troubles de la personnalité ou des troubles de l'humeur. Quant à leur pathogénie, une meilleure connaissance des mécanismes de développement et de maintien des croyances permettrait sans doute de l'éclairer.

Cette nosographie « minimale » comporte l'avantage de ne retenir du passé que les données ayant un degré de validité (notamment de consensus) suffisant.

La définition des contours des cadres nosographiques s'appuie sur l'hypothèse que chacun est sous-tendu par une pathogénie distincte, c'est-à-dire qu'il peut être décrit et repéré à partir de l'étude des mécanismes impliqués dans le fonctionnement de la pensée et leur atteinte spécifique à chaque catégorie de troubles. L'intérêt de ces catégories diagnostiques est évident pour penser la complémentarité des pratiques de soins. En effet, de l'une à l'autre, les différentes techniques de soins s'y déclinent de manière particulière. Par ailleurs, une évaluation des apports et des limites respectifs des différents traitements dans chacune de ces entités permet, en retour, l'étude des mécanismes sous-tendant chacune de ces pathologies et *in fine* de préciser leur description.

Cet arrimage à la clinique et aux pratiques offre en outre les conditions de possibilité d'une observation comparée des différentes lectures, d'une confirmation ou d'une réfutation de consensus entre professionnels et de recherches cliniques et/ou pathogéniques configurées entre praticiens d'obédiences différentes. C'est justement en confrontant chaque théorie à ses limites à penser de manière comparable les différents troubles, et en en situant l'apport spécifique dans chaque catégorie de troubles, que pourra s'élaborer une théorie de la clinique et des pratiques de soins en psychiatrie.

D'UNE CLINIQUE PATHOGÉNIQUE
À LA COMPLÉMENTARITÉ DES PRATIQUES

Fortement articulées à une pratique de soins spécifique, les théories étiologiques partielles ont éloigné la discipline de la nécessité où elle est de penser la complémentarité des techniques de soins. Si cette complémentarité, nécessaire en pratique, est régulièrement plébiscitée par l'ensemble de la profession, et légitimée par le recours à la notion de modèle « multifactoriel » des troubles, elle reste largement vide de sens car elle n'a jamais donné lieu à des tentatives de formalisation et de validation. Ce modèle « multifactoriel » reste une « évidence naturelle », sorte de représentation qui rassemble les praticiens dans une pseudo-communauté de pensée. Mais elle ne représente pas les pratiques de ces mêmes praticiens qui s'en réclament. Celles-ci reposent encore largement sur les modèles étiologiques à notre disposition, sans doute plus que le praticien ne le croit lui-même, tant elle s'inscrit dans la tradition psychiatrique.

L'efficacité d'une classification repose sur son aptitude à fournir des éléments de diagnostic (spécificité des signes permettant de distinguer une catégorie de troubles d'une autre), de pronostic, mais aussi (et surtout) de constituer des guides aux traitements. La clinique pathogénique, en définissant les mécanismes de production des symptômes, permet de tester l'efficacité des traitements proposés, d'en améliorer les conditions d'utilisation, voire de définir de nouvelles stratégies thérapeutiques.

Cette position pathogénique réfute l'équation « une étiologie-un traitement » postulée par les cliniques actuelles. D'un point de vue pathogénique, il n'y a aucune raison de penser qu'une seule technique de soins peut améliorer les mécanismes altérés dans telle ou telle pathologie. Il n'y a aucune raison de penser qu'à un type de troubles correspond un traitement spécifique, comme pourrait nous le faire croire le lien postulé entre une étiologie et un traitement. En effet, de nombreuses données viennent mettre cette équivalence à mal en montrant l'efficacité de techniques de soins de natures différentes (notamment psychologique et biologique) sur un même trouble, si organique soit-il. Nous ne citerons que l'étude réalisée par R. de la Fuente-Fernandez[9] dans laquelle des parkinsoniens traités par placebo montrent une amélioration comparable à celle des sujets traités par antiparkinsonniens, non seulement au niveau clinique, mais également au niveau de la récupération neuronale, évaluée par imagerie cérébrale. Dans la même perspective, P. Fonagy souligne : « Au moins quatre études de l'imagerie neurologique ont montré des changements essentiels dans les schémas de l'activation cérébrale à la suite d'une psychothérapie [...] et Kandel *et al.* ont récemment affirmé que la psychothérapie peut amener des

---

9. R. de la Fuente-Fernandez, T. J. Ruth, V. Sossi, M. Schulzer, D. B. Calne et A. J. Stoessl, « Expectation and dopamine release : Mechanism of the placebo effect in Parkinson's disease », *Science*, n° 293, août 2000, 1164-1166.

changements neuro-anatomiques dans le cerveau à travers une modification de l'expression génétique[10]. »

L'importance des facteurs psychologiques dans le déclenchement et l'évolution des troubles les plus « somatiques » est aujourd'hui couramment admise.

L'effet placebo nous fournit un autre exemple de l'action non biologique d'un traitement. Il expliquerait, selon les auteurs, de 15 % à 60 % des améliorations constatées sous traitement. L'interprétation de ce chiffre dépend de ce qu'on veut lui faire dire. S'il s'agit de montrer que le traitement actif est supérieur au placebo, on montrera une amélioration de 15 % dans le groupe de patients traités par placebo et de 70 % dans le groupe de patients traités par le produit actif. Si le postulat de départ est que le placebo peut être actif chez certains patients, c'est-à-dire, comme le montre l'étude chez les parkinsoniens, que l'amélioration constatée est de même nature (effet spécifique du placebo) que le produit actif, alors ce qui nous intéressera sera de comprendre comment opère l'effet placebo et chez quels patients, c'est-à-dire quels sont, notamment, les critères cliniques qui peuvent nous permettre d'orienter notre choix vers le placebo (pouvant se référer à une action psychologique) plutôt que vers le produit actif. Dans le cas de la dépression, le fait que l'antidépresseur soit à l'évidence plus efficace que le placebo ne doit pas nous faire négliger l'effet de ce dernier. Car, au-delà du seuil d'efficacité, ce qui est ici montré est que des leviers aussi différents que le produit actif et le placebo peuvent, pour un pourcentage non négligeable de patients, être efficaces. Dans cette optique, le chiffre important est celui du nombre de patients guéris dans le groupe placebo et non le chiffre moyen d'amélioration du groupe, comme le chiffre important dans le groupe du produit actif est celui des

---

10. P. Fonagy, « Saisir les orties à pleines mains, ou pourquoi la recherche psychanalytique est tellement irritante », *in Revue française de psychanalyse*, numéro hors série, « Courants de la psychanalyse contemporaine », Paris, PUF, 2001, p. 279.

patients non améliorés. C'est dire le risque de la constitution d'échantillons où les patients sont homogénéisés sur la seule base de leurs symptômes, toutes choses étant considérées comme égales par ailleurs. Pourtant, c'est la prise en compte de ces différences qui pourra nous aider à comprendre l'effet réel du produit par rapport à celui du placebo. Ce risque est particulièrement élevé dans les études sur le long terme dans lequel un grand nombre de facteurs de natures différentes vont influencer le cours.

Ce développement n'avait pas, bien sûr, pour but de « défendre » le placebo « contre » le médicament actif. Il n'avait pour objectif que d'introduire le changement de regard que nous proposons de porter sur les traitements.

Face à un patient, la question qui se pose est : « Quelle(s) que soi(en)t la ou les causes des troubles que présente le patient, quels sont les moyens qu'il convient de proposer pour tenter de le soigner ? »

Il est légitime de penser que, la plupart du temps, contrairement au postulat « un trouble = un traitement », plusieurs leviers thérapeutiques sont envisageables, c'est-à-dire qu'ils ont fait la preuve de leur efficacité sur les mécanismes postulés sous-tendre les troubles. Mais il ne faut pas pour cela imaginer que tous les traitements sont équivalents. La problématique essentielle est de parvenir à situer l'efficacité thérapeutique de chaque levier thérapeutique en s'appuyant sur une description des troubles permettant de le faire.

Les différentes déclinaisons pathogéniques d'un trouble ne conduisent pas « naturellement » à proposer en regard les différentes techniques de soins qui leur correspondent. Il faut penser que chacune de ces techniques peut, globalement, améliorer le phénomène « morbide ». En somme, la prescription d'un traitement médicamenteux peut à elle seule améliorer le fonctionnement de la pensée quel que soit le regard qui est porté sur elle.

Cette même proposition pourrait être faite avec chacune des techniques de soins. En somme, l'idée est que, quelle que soit la technique de soins proposée, l'amélioration sera globale si effectivement celle-ci est aussi efficace que ce que la théorie qui la sous-tend prétend.

Cela ne signifie pas que l'efficacité de chacune des techniques sera équivalente d'une catégorie nosographique à l'autre ou, dans une même catégorie, d'un patient à l'autre, cela signifie que la question importante à se poser est : « Quelles ques soient les causes de ces troubles, quel(s) est (sont) le(s) levier(s) thérapeutique(s) adapté(s) pour en espérer la guérison ? » Et la réponse à y apporter impose la prise en compte d'autres critères que ceux que l'équation « une étiologie-un traitement » postule.

Dès lors, la question se pose de la place des différentes techniques de soins dans une catégorie de troubles. Un numéro spécial de la *Revue française de psychanalyse* a récemment été consacré à la question de la combinaison de la psychanalyse et d'une prescription médicamenteuse[11]. D. Widlöcher l'introduit par ce titre : « L'avenir nous apprendra peut-être... psychothérapie et chimiothérapie : quels rapports[12] ? » Il pose la question d'une manière qui ne peut pas laisser insensibles les praticiens : « Il serait choquant d'imaginer, écrit-il, qu'une action sur un plan puisse guérir un trouble dont l'origine se situe sur l'autre. Guérir par des médicaments une dépression réactionnelle, ou par une psychothérapie des troubles secondaires à une cortico-thérapie, heurte le sens commun[13]. » La question est bien celle-ci. La réponse à la question de la complémentarité des pratiques que nous proposons ne pourra manquer de « heurter le sens commun ». Mais le sens commun ne peut être un guide pour penser les pratiques médicales.

Cette question est surtout l'« affaire » des psychiatres. En effet, ce sont eux qui sont confrontés quotidiennement à la question « médicament ou psychothérapie ? ». Ce ne

---

11. « Les psychotropes sur le divan », *op. cit.*
12. D. Widlöcher, *op. cit.*, p. 361.
13. *Ibid.*, p. 363.

sont pas les seuls puisque de plus en plus de personnes en psychanalyse prennent des médicaments. Les psychanalystes sont ainsi également confrontés à cette question. Si les oppositions idéologiques ont été violentes par le passé, jusqu'à produire une attitude de refus de la part des psychanalystes d'analyser des patients sous traitement, elle n'est plus d'actualité. Mais cette nécessaire prise en compte par le psychanalyste des « effets » des médicaments continue de poser problème.

La position des psychiatres-psychanalystes n'est cependant pas comparable à celle des psychologues-psychanalystes. En effet, les premiers s'inscrivent dans l'ordre des soins, et leur éthique médicale leur fixe pour objectif la « guérison » du patient. Les seconds s'inscrivent dans l'ordre subjectif, et la « guérison » n'est pas un but en soi. Le psychiatre se fait psychanalyste lorsqu'il se fixe comme but, au-delà de la « guérison » (et guérison de quoi ?), une plus grande liberté d'action chez son patient et non une « normalisation » de son existence.

En somme, psychiatre et psychanalyste ont un même objectif si l'on pose qu'une plus grande liberté du sujet constitue l'essentiel de la « guérison » attendue.

C'est l'option défendue par P. Jeammet[14] lorsqu'il écrit à propos des psychotropes dont la connaissance permet aujourd'hui une utilisation plus adaptée qu'hier : « On est passé de la "camisole chimique" aux psychotropes comme "outils de liberté". Outils de liberté car ils offrent la possibilité de délivrer le sujet, pour partie du moins, du poids des contraintes émotionnelles et cognitives qui freinent ses capacités d'élaboration et de déplacement, c'est-à-dire de ce qui constitue l'essentiel des prérequis d'un travail psychothérapique. »

Le psychiatre pose ainsi la question du soin dans une perspective différente de la simple « disparition » des

---

14. P. Jeammet, « Démystifier les psychotropes », *in Revue française de psychanalyse*, « Les psychotropes sur le divan », *op. cit.*, p. 431.

symptômes. La notion de « qualité de vie » introduit cette exigence. Mais il importe, pour aborder cette question, de ne pas réduire cette notion à une vision « normative ». La méthodologie employée doit, d'une part, éviter le risque de s'en tenir à un relevé de la qualité de « fonctionnement » dans chacun des champs que répertorient les échelles de qualité de vie disponibles (famille, travail, loisirs, autonomie), d'autre part, tenter de déplacer la question de la qualité de vie vers celle, qui nous semble plus fructueuse pour poser des objectifs de soins, des attentes respectives des différents acteurs de la relation de soins.

V. Kapsambelis[15] se situe dans l'approche pathogénique que nous défendons en interrogeant la façon dont le fonctionnement de la pensée décrit par la lecture psychanalytique se modifie sous l'effet d'un traitement médicamenteux chez le schizophrène.

Il note que l'intérêt pour cette question, très important dans les années 1950 à 1970, s'est progressivement estompé et en appelle à un renouveau du débat. En dehors de la prise de conscience de l'efficacité indéniable des neuroleptiques sur l'état du patient et notamment sur la plus grande liberté d'engagement dans la réalité qu'ils autorisent, les psychanalystes vont s'attacher à préciser plus avant les modifications induites par les neuroleptiques. L'une des questions importantes qui se posera à la théorie psychanalytique est la nature quantitative ou qualitative des modifications induites. Les premières théories seront quantitatives, les suivantes tenteront, dans une analyse qualitative, de préciser le mécanisme d'action spécifique des médicaments. Pour Dubor, cité par V. Kapsambelis, certains neuroleptiques faciliteraient « l'établissement d'une relation d'objet de plus en plus objectalisée, l'énergie pulsionnelle étant de mieux en mieux liée ; les représenta-

---

15. V. Kapsambelis, « Fondements psychanalytiques des effets des neuroleptiques », *in Revue française de psychanalyse*, « Les psychotropes sur le divan », *op. cit.*, p. 446-464.

tions s'avèrent de plus en plus signifiantes (et donc efficaces), l'effet traumatique de la non-liaison, générateur d'angoisse et destructeur du Moi dans sa structuration et l'amélioration clinique dans l'objectalisation retrouvée[16] ». En somme, comme le résume V. Kapsambelis, l'effet thérapeutique des neuroleptiques « dépend de son aptitude à faciliter la secondarisation[17] ».

Comme il le souligne, « ces travaux [les premiers] avaient au moins le mérite de souligner que l'action des psychotropes modernes ne peut être ramenée, comme on le fait trop souvent aujourd'hui, à un simple effet symptomatique et mérite une véritable confrontation avec les hypothèses métapsychologiques[18] ».

La confrontation à laquelle le « quatrième paradigme » invite n'a pas réellement eu lieu. Elle posera plus de questions qu'elle n'apportera dans un premier temps de réponses. En effet, nous avons vu que l'effet des psychotropes ne se réduit pas à leur action sur les symptômes. Elle interroge le lien entre personnalité et symptomatologie que la psychanalyse lie. Comme le souligne A. Green, sous l'effet des psychotropes, « c'est la relation structurale du sujet qui s'en trouve transformée. La nouvelle structure, qui est d'un type différent, se définit difficilement. C'est qu'en réalité, elle ne ressemble à aucune autre. La chimiothérapie a créé avec elle une nouvelle pathologie mentale ». Il est légitime d'interroger cette « nouvelle pathologie mentale[19] ». S'agit-il réellement d'une pathologie mentale ou cette transformation de la relation au monde du sujet ne signe-t-elle pas le rétablissement d'une modalité de fonctionnement mental « non régressive » (dans le sens où pourraient être tenues pour régressives les modalités de fonctionnement intrapsychique qui accompagnent les moments symptomatiques de la schizophrénie) en lien

---

16. *Ibid.*, p. 449.
17. *Ibid.*, p. 449.
18. *Ibid.*, p. 451.
19. Cité par V. Kapsambelis, *ibid.*, p. 452.

avec la personnalité du sujet ? Celle-ci pourrait s'exprimer plus librement lorsque la contrainte « biologique » à « être schizophrène » est levée par le traitement. Cette proposition pourrait rendre compte de la diversité des personnalités des sujets schizophrènes constatée lors de l'amélioration symptomatique. Ainsi, il s'agirait de distinguer dans la « nouvelle structure » de personnalité constatée ce qui en revient aux différences dans les personnalités des sujets, ce qui témoigne de ce que certains nomment les « séquelles » psychologiques du vécu psychotique et ce qui exprimerait d'éventuelles caractéristiques structurelles communes à la psychose. B. Brusset rappelle que Freud lui-même évoquait la persistance d'une personnalité non pathologique chez les schizophrènes[20].

Ainsi, l'action des psychotropes serait de redonner au système « neuro-bio-dynamique » une souplesse et une liberté autorisant l'usage d'une approche psychothérapique. D. Widlöcher écrit : « Il nous faut donc renoncer à la vision simpliste selon laquelle le médicament opérerait par la seule voie d'un déterminisme biologique, et la psychothérapie par celle d'une libération de potentialités psychiques latentes. Dans les deux cas, il y a pression nécessaire exercée sur un mode de fonctionnement actuel, qu'il s'agisse du fonctionnement neuronal ou psychique, pour que soit permis à d'autres modalités de fonctionnement un exercice plus souple et plus libre[21]. »

La psychiatrie est sans nul doute la discipline médicale dont l'arsenal thérapeutique est le plus vaste, du fait de la diversité des actions dont elle a postulé l'efficacité et qu'elle s'est donné la peine d'étudier.

Elle a en effet à sa disposition les traitements psychologiques (ce sont les techniques cognitivo-comportementales), le traitement psychanalytique et ses diverses modalités

---

20. B. Brusset, *op. cit.*, p. 52.
21. D. Widlöcher, « L'avenir nous apprendra peut-être... », *in Revue française de psychanalyse*, « Les psychotropes sur le divan », *op. cit.*, p. 368.

dérivées, les traitements pharmacologiques, les traitements « biologiques » (électro-convulsivothérapie ou stimulation transcrânienne), l'hospitalisation dont les psychothérapies institutionnelles théorisent l'efficacité, comme les mesures d'enfermement et les mesures juridiques de protection qui sont utilisées pour leur vertu thérapeutique, les événements de vie dont les études ont montré l'influence sur le devenir des troubles, qu'il s'agisse de leur effet positif (événements dits « nouveau départ ») ou de leur effet négatif (c'est aussi pourquoi, à bien des égards, il est difficile de dissocier le projet de soin du projet de vie, particulièrement dans certaines catégories de troubles), l'environnement affectif au premier rang duquel la famille, dont beaucoup d'auteurs ont montré le poids pronostique sur les troubles et que les thérapies systémiques et familiales prennent pour objet.

Ce qui est particulier à la discipline est la possibilité et souvent la nécessité d'envisager plusieurs de ces techniques pour répondre à un patient présentant un trouble psychiatrique, qu'il soit nécessaire de le faire de manière concomitante ou dans le cours évolutif.

La question qui se pose est donc : quel est l'apport respectif des leviers thérapeutiques dans chaque catégorie de troubles ?

Cette question a été négligée. En effet, c'est selon une démarche d'application extensive et sans tenir compte de la nature de l'efficacité des autres pratiques de soins d'une pathologie à l'autre que chaque pratique se pense et s'affirme. Ainsi, à l'instar de la psychanalyse, les thérapies cognitivo-comportementales, longtemps réservées aux troubles phobiques, voient aujourd'hui leur champ d'application s'étendre à l'ensemble des troubles psychiatriques. Dans ce mouvement, chaque pratique se compare à une autre dans un souci de montrer sa supériorité, mais peu de travaux s'inscrivent dans une approche comparative, c'est-à-dire visant à situer l'efficacité d'une pratique en comparaison à celle des autres pratiques. Les études pharmaco-cliniques ne procèdent pas autrement. Le champ de la pharmacopée ne cesse de s'étendre en toute négligence par rapport à l'efficacité des autres leviers thérapeutiques. D'un champ à l'autre, les facteurs se référant à une pratique concurrente et pouvant intervenir dans l'efficacité constatée sont traités comme des biais. À titre d'exemple, l'effet placebo est considéré, dans toute étude pharmaco-clinique, comme un biais et supposé équivalent d'un patient à l'autre dans l'échantillon évalué. Si, comme de nombreux auteurs l'affirment, l'effet placebo relève dans son efficacité de la subjectivité du patient et de la nature de la relation thérapeutique, alors il semble essentiel, pour tester l'efficacité réelle d'un produit pharmacologique, d'en étudier l'influence, d'un patient à l'autre, et, pour le faire, d'adopter une méthodologie du cas unique que prônent de nombreux psychopharmacologues.

L'hypothèse ici est que tout levier thérapeutique pour être situé dans son efficacité doit être réfléchi en fonction des différentes catégories de troubles et situé dans ses limites. Il est tout aussi important, pour préciser l'usage qui peut être fait d'un traitement, d'en connaître les possibilités mais également les limites, définies non pas en soi mais en regard des avantages qu'apportent les autres méthodes. Là encore, seule une confrontation de professionnels possédant une réelle maîtrise de l'une ou l'autre technique de soins peut permettre non seulement une confrontation fructueuse pour le patient, mais, au-delà, de se donner les moyens d'apporter des données de nature à alimenter un véritable débat sur les pratiques de soins en psychiatrie.

Ainsi, si effectivement et sans conteste les mécanismes sur lesquels chacune des techniques de soins agit diffèrent, il n'en demeure pas moins que, *in fine*, ils peuvent tous avoir une action, notamment sur les mécanismes neuro-physiologiques sous-tendant les symptômes. Cela ne signifie aucunement que l'on pourra choisir « indifféremment » l'un ou l'autre des traitements, mais que les critères présidant à ce choix ne peuvent simplement reposer sur la connaissance de leur efficacité. Les données nous manquent pour répondre aux questions que pose ce changement de perspective. Il nous paraît essentiel d'élargir le champ des recherches pour approfondir ces questions et enrichir nos connaissances.

Incontestablement, l'appartenance à une catégorie diagnostique influence la manière dont les leviers thérapeutiques pourront être utilisés et seront efficaces. Ainsi, des connaissances ont été acquises sur l'efficacité de telle ou telle technique de soins dans le cadre des troubles schizophréniques. Le traitement médicamenteux se pose comme incontournable pour espérer une amélioration de l'état du patient dans des délais relativement courts. Il est essentiel de tenir compte, dans le choix du traitement de première intention, du délai requis pour obtenir une amélioration. En effet, la persistance des troubles peut, en elle-même, constituer un facteur majeur de pronostic. Par ailleurs, la psychanalyse a montré ses limites dans sa capacité à traiter seule ces patients. Cependant, cela ne signifie pas qu'elle n'ait pas une place à jouer dans la prise en charge du patient. Ce constat impose de situer sa place par rapport à celle du médicament. Cependant, les données sont encore insuffisantes pour juger de la pertinence de cette approche, en particulier dans sa capacité à généraliser de nouveaux apprentissages. Enfin, cette technique de soins ne doit pas obérer l'utilité d'autres approches comme la psychanalyse ou la psychothérapie familiale, notamment dans le long terme.

La faisabilité de la technique doit être évaluée en regard des contraintes biologiques ou psychologiques propres à chaque catégorie de troubles. Ainsi, les particularités cognitives mises en évidence par l'approche neuro-cognitive pourraient représenter des facteurs de contraintes rendant l'abord psychanalytique inopérant. La difficulté du sujet schizophrène à traiter la métaphore permet d'étudier des mécanismes cognitifs sans doute à l'œuvre dans la capacité à profiter de l'interprétation psychanalytique. Par ailleurs, l'engagement dans les soins, les facteurs de personnalité, les facteurs environnementaux, la faisabilité « technique » et « psychologique » d'un traitement, sont autant de facteurs qui doivent être pris en compte dans le choix du traitement.

La complémentarité des pratiques ne peut se penser que dans une vision pathogénique de l'effet de chaque technique de soins sur les mécanismes en cause dans les troubles. Dans cette vision pathogénique, la question est celle de la manière dont chaque technique de soins opère. De chaque théorie, l'essentiel ne sera pas ses présupposés étiologiques mais bien davantage la validité des mécanismes qu'elle décrit.

Ainsi, nous réfutons, jusqu'à preuve du contraire, le présupposé selon lequel l'efficacité de telle ou telle technique de soins confirme la pertinence de l'hypothèse étiologique qui la sous-tend.

À titre d'exemple, une action « directe » sur l'usage de la lecture intentionnelle chez les schizophrènes, tel qu'un entraînement à l'attribution d'intentions de personnages de séquences de films le propose, ne signifie pas l'adoption de la théorie cognitivo-comportementale. Cette action directe offre de nombreux bénéfices au patient au premier rang desquels la prise de recul par rapport à un système d'attribution de nature souvent délirant, c'est-à-dire rigide et non discutable. Il ne s'agit alors que d'entamer son système projectif pour l'amener à se réapproprier les éléments projetés. En somme, cette action directe favorise le travail psychothérapique. La question se déplace de l'étiologie à la pathogénie lorsqu'elle porte sur les critères permettant de choisir telle ou telle technique de soins en fonction de leur faisabilité technique et d'une connaissance approfondie des possibilités réelles du sujet d'en tirer profit et de s'y engager.

Le choix d'une clinique pathogénique permet enfin de penser autrement l'évolution des troubles. Bien peu de choses sont connues sur l'évolution des troubles. En effet, là plus qu'ailleurs s'impose la complémentarité des regards.

Là plus qu'ailleurs, chaque théorie partielle du fait psychiatrique échoue, seule, à en rendre compte.

La réactivité aux traitements, le déroulement du suivi thérapeutique, les facteurs de personnalité, les événements de vie, sont autant de facteurs qui rendent difficile l'interprétation des parcours évolutifs. Là encore, ce n'est que dans une évaluation de l'ensemble des critères que proposent les différentes théories partielles du fait psychiatrique que pourront être situées les places respectives des facteurs influençant le cours évolutif et précisés les profils évolutifs les plus communément observés.

LA CLINIQUE « PATHOGÉNIQUE » EST-ELLE ADAPTÉE À LA PRISE DE DÉCISION EN PSYCHIATRIE ? LA DÉMARCHE « COMPRÉHENSIVE » ET HYPOTHÉTICO-DÉDUCTIVE DU PSYCHIATRE

La pratique nous apprend, et le modèle « éclectique » en témoigne, que la démarche de soins en psychiatrie impose de prendre en compte l'ensemble des lectures du fait psychiatrique et la diversité des leviers thérapeutiques que la discipline met à la disposition du clinicien.

En cela, la clinique pathogénique, dont l'objectif est de penser l'intégration des différentes lectures et la « complémentarité » des techniques de soins, est adaptée à cette pratique.

En somme, la « théorie implicite » qui guiderait un praticien dont les connaissances couvriraient l'ensemble des champs de savoirs sur le fait psychiatrique, notamment l'intérêt et les limites de chaque levier thérapeutique, pourrait constituer le prérequis de l'application pratique du modèle pathogénique. Cette « théorie implicite » ne se résume pas à ces connaissances générales, elle s'associe à une démarche qui lui permet, en situation, de les utiliser. Pour l'heure, cette « théorie implicite » est une fiction. Le but est d'en faire une réalité, c'est-à-dire de décrire cette démarche pour qu'elle se prête à une objectivation, à une évaluation et à une « réfutation praticable ».

La démarche du psychiatre, qui concerne la relation singulière avec le patient, peut se décliner selon une logique hypothético-déductive reposant sur des hypothèses clairement définies. Dans cette démarche qui peut être qualifiée de « compréhensive », les facteurs à prendre en compte sont multiples, et la décision thérapeutique n'est plus orientée par la prééminence d'une lecture théorique sur une autre mais sur leur intégration. D'une logique où le traitement découle « naturellement » du diagnostic, nous passons à une décision thérapeutique appuyée sur cette logique hypothético-déductive. Ce déplacement impose de poser un cadre de questionnement qui lui correspond.

D. Widlöcher le propose pour la dépression, en se déplaçant de la question du diagnostic à celle de « réponse[22] ». Il écrit : « À la question "pourquoi est-on déprimé ?", on substituerait les questions suivantes : "comment devient-on déprimé ?", "comment le demeure-t-on ?", "comment guérit-on ?"[23]. » Ce cadre peut s'appliquer à l'ensemble des troubles psychiatriques. Il impose de s'interroger sur ce qui déclenche la réponse pathologique, sur la nature de cette réponse et les raisons de son maintien et sur les moyens de la transformer qui se heurtent à différents facteurs de contrainte.

À la première question, « qu'est-ce qui déclenche cette réponse pathologique ? », nous n'avons pas, à ce jour, de réponse à apporter. Cette question concerne la causalité et, si elle fait, aujourd'hui, l'objet de nombreuses recherches, celles-ci n'ont pas encore fourni de réponses satisfaisantes. Cependant, il ne faudrait pas confondre le renoncement des professionnels à l'utilisation d'hypothèses causales avec la nécessaire prise en compte, dans la prise en charge du patient, des éléments du passé venant éclairer les données

---

22. D. Widlöcher, *Les Logiques de la dépression*, *op. cit.*, p. 206-241.
23. *Ibid.*, p. 243.

actuelles et guider les hypothèses de soins. Les facteurs familiaux, les facteurs de vie, les facteurs de personnalité, les facteurs neurophysiologiques constituent autant d'événements « actuels ». L'anamnèse en constitue l'historique.

Par ailleurs, le renoncement à l'étiologie pour penser notre clinique et nos pratiques permet de situer la question de la « cause » dans le seul cadre qui nous paraît, pour l'heure, pertinent, à savoir dans la relation de sens avec le patient. En effet, celui-ci, comme sa famille, à l'instar du psychiatre, considère cette question comme fondamentale. Si elle est importante à prendre en compte, ce n'est pas comme facteur étiologique mais dans l'élaboration du « roman des causes » que se construiront le malade et son entourage. D. Widlöcher parle du lien entre un comportement et un motif (et non une cause) mis en avant par le patient (par exemple la dépression avec la mort d'un être cher[24]). Cette relation ne pose pas un lien de causalité entre les deux événements mais une relation d'implication essentielle à prendre en compte dans la relation thérapeutique. La notion d'événement de vie n'a d'intérêt que comme motif. Si l'épidémiologie nous a apporté des données, sur le grand nombre, concernant l'influence des événements de vie sur le cours d'une pathologie mentale, elle ne définit pas de lien de causalité entre ces deux ordres de phénomènes. Elle permet en revanche de nous renseigner sur des données événementielles importantes que la seule investigation clinique n'aurait pas permis de révéler. L'absence de motif exprimé par le patient peut témoigner d'une « disposition » particulière de la personnalité à l'égard du vécu interne et d'une réticence à entrevoir la réalité psychique. Il est légitime de s'attacher à rechercher des motifs inconscients. Si le suivi impose une telle construction de sens, s'appuyant sur la prise en compte des motifs, la psychiatrie ne peut se satisfaire d'une telle fiction. La recherche étiologique prend pour objet la

---

24. *Ibid.*, p. 73-74.

connaissance des causes. Mais il y a lieu de distinguer radicalement cette recherche étiologique d'implications cliniques qu'elle ne peut prétendre avoir à ce jour. C'est pour cette raison que nous proposerons de dissocier résolument la recherche étiologique de la recherche clinique.

Les hypothèses de soins

La seconde question porte sur la nature de la réponse et les raisons de son maintien. Cette question impose, pour y répondre, d'adopter une attitude « compréhensive ». La différence de tableaux constatée d'un patient à l'autre appartenant pourtant à une même entité nosographique impose, au niveau de la relation singulière avec le patient, d'en dégager une compréhension globale qui repose sur l'ensemble des lectures possibles. En effet, il est probable que la diversité des tableaux cliniques tient à des particularités des sujets qui composent la catégorie diagnostique mais qui ne s'y réduisent pas. Ces particularités doivent s'exprimer autant sur le plan neurobiologique (ce qui peut, en partie, expliquer les différences de réactivité au traitement médicamenteux) que sur le pan psychanalytique, des croyances du sujet ou de l'aménagement familial et social.

La compréhension globale de la situation du patient impose de la part du praticien de procéder à une construction interprétative. Cette construction ne peut émerger que de la confrontation des différentes lectures possibles de la situation envisagée dans toutes ses dimensions. En l'absence de cet arrimage fort à la singularité du patient, cette construction ne sera guidée que par la théorie du praticien. Cette diversité des patients est aussi importante à prendre en compte dans la décision thérapeutique que ce qui est commun à tous que la catégorie nosographique à laquelle ils appartiennent définit. Cette prise en compte est nécessaire aussi bien pour expliquer les différences dans les modalités évolutives, qui ne peuvent pas être simplement attribuées à des différences de catégories diagnostiques, que pour rendre compte de la diversité des projets de soins qui pourront être proposés. À ce niveau-là, une lecture globale du patient est nécessaire, intégrant l'ensemble des données pouvant concourir au choix thérapeutique. À ce niveau s'impose une réflexion sur la complémentarité des regards pour peu que l'on veuille bien prendre en compte le devenir du patient dans le long terme qui va engager à la fois la clinique des symptômes et ce que certains nomment la clinique du sujet. En effet, il faut pouvoir anticiper, pour chaque patient, les difficultés qui pourront survenir (établir un pronostic), compte tenu de la nature des troubles qu'il présente, de sa personnalité et de son contexte de vie, et évoquer l'ensemble des leviers thérapeutiques qui pourront être sollicités, à un moment ou à un autre de l'évolution. Là, comme toujours en psychiatrie, la question de la prise de décision s'inscrit dans le temps psychique du patient et, pour le premier acte thérapeutique, dans l'anticipation de son devenir. À ce titre, le choix de prescrire un traitement en première intention doit être pensé en fonction du contexte global de la prise en charge et des chances que ce traitement a d'être accepté par le patient. Pour le savoir, une analyse soigneuse de l'ensemble des facteurs intervenant à ce moment précis de la première décision thérapeutique s'impose qui ne peut se passer de l'ensemble des lectures que la psychiatrie nous offre, et en particulier de la lecture psychanalytique qui permet, seule, d'inscrire l'ensemble des facteurs de pronostic dans une logique de sens sur laquelle la relation thérapeutique s'appuiera.

En effet, la lecture psychanalytique, pour peu qu'elle soit dissociée, dans la prise de décision, de la technique qu'elle sous-tend, nous permet à la fois de penser le sens de la prescription médicamenteuse et, au-delà, toute décision thérapeutique, pour un patient donné, et d'envisager l'influence du contexte, familial ou social. Mais, pour tenir cette place, la psychanalyse doit résolument dissocier cette lecture d'une psychogenèse des troubles qui conduirait à proposer, quel que soit le trouble, un traitement psychanalytique. De ce fait, en pratique, si prendre en compte le sens des troubles et des événements de vie pour le sujet lui-même et pour sa famille est indispensable, ce n'est qu'un prérequis nécessaire pour penser le projet de soins. Celui-ci doit par ailleurs, pour s'inscrire dans la réalité du sujet et de son environnement, prendre en compte les facteurs de contrainte (notamment biologiques, que la rigidité des signes présentés permet d'imaginer) et de protection que la situation permet d'apprécier.

Parmi les facteurs pronostiques, l'importance des événements de vie auxquels le patient a à faire face est également un élément important. Les troubles peuvent à ce titre représenter une modalité de résolution de mauvaise qualité d'une situation de vie qui dépasse ses capacités d'élaboration. La plupart des événements de vie sont sous la dépendance de la personne elle-même. En effet, il est aujourd'hui admis que le sujet produit ses propres événements de vie. Ainsi, l'importance de les prendre en compte est double : ils sont le témoin des difficultés internes du sujet « projetées » sur la scène extérieure, et ils constituent souvent une modalité privilégiée d'accès au sujet, celui-ci les évoquant souvent très spontanément. Cependant, ils sont volontiers tenus par lui pour la cause et non la conséquence de sa souffrance. L'implication du praticien dans la réalité du patient, que celui-ci va fortement solliciter, sous la forme notamment de demande de conseils, doit, de ce fait, être prudente. En effet, tenant pour acquis que ces événements ne sont que l'expression des modalités de fonctionnement du patient par rapport au monde, y répondre comme à une réalité externe au sujet fait courir le risque non seulement de lui offrir un conseil sans pertinence, mais surtout de renforcer l'évitement que propose le sujet de sa réalité psychique en l'externalisant sur le monde environnant. Cette stratégie d'externalisation des conflits internes du sujet sur l'environnement explique, en retour, que cet environnement puisse devenir un levier de mobilisation. Le choix d'une maison de repos, d'un hébergement sanitaire, d'une rupture avec l'entourage familial, d'un arrêt de travail, d'un foyer de vie, d'un changement de milieu professionnel, ce sont autant de décisions prises sur l'environnement où la modification du cadre de vie constituera une possibilité de mobilisation du sujet bien au-delà de l'action sur le réel qu'elle réalise.

Parmi les facteurs pronostiques, le rôle de la famille du patient est prépondérant. Sa réponse aux troubles présentés, la position du patient dans la famille, les rôles respectifs et les attentes mutuelles, la capacité à s'adapter aux changements introduits par les troubles, c'est-à-dire à trouver un nouvel équilibre fondé sur la capacité à faire le deuil d'un équilibre mis en échec par la maladie sont autant d'éléments qui auront sur le devenir du patient une influence considérable. La rencontre avec les personnes composant l'environnement affectif du patient est ainsi un élément essentiel, d'une part pour en apprécier le fonctionnement, d'autre part pour évaluer leurs capacités d'adaptation au changement et la nature de l'aide dont elles pourraient bénéficier. Les modèles systémiques et psychanalytiques adaptés à l'étude de la famille, en la prenant pour objet d'étude, nous ont fourni des regards spécifiques susceptibles de guider le choix des interventions familiales à proposer.

Cette construction faite par le psychiatre peut conduire, pour un patient présentant le même type de trouble, à formuler différentes hypothèses de soins. Il pourra par exemple être amené à privilégier une modalité médicale d'approche (que l'information sur la pathologie et les traitements médicamenteux permettra de renforcer) ou à proposer un travail psychothérapique individuel ou familial, avant même de prescrire un traitement médicamenteux.

La pertinence de cette construction reste toujours, par définition, hypothétique. L'évolution de l'état du patient et de son engagement dans les soins constituera un des critères d'évaluation de sa validité. Pour qu'elle puisse l'être, il est essentiel que le suivi prenne en compte l'ensemble des critères proposés par les différentes lectures. C'est sur une lecture globale de l'état du patient que pourra s'évaluer son évolution.

Ce n'est que de cette construction compréhensive que pourra émerger, par la confrontation des lectures, une hypothèse de soins qui devra sélectionner au sein des hypothèses plausibles celle qui sera retenue comme ayant le plus de chance de mobiliser le patient et de lui redonner un degré de liberté que la pathologie lui aura fait perdre. De ce choix découleront les outils de mobilisation qui seront proposés au patient. Cette hypothèse, qui représente l'objectif de soins, permettra, dans le cas d'une complémentarité d'interventions, de clarifier les buts thérapeutiques de chacun et de les penser dans un projet de soins partagé. Le suivi conjoint ne peut en effet être productif que pour peu que de telles hypothèses de changement aient été énoncées. L'implication réelle du patient lui-même et de sa famille dans l'élaboration de ces hypothèses est essentielle. L'information au patient se situe principalement à ce niveau. Elle permet de tester avec lui la pertinence de l'hypothèse et son engagement possible dans les soins. Elle engage la responsabilité du patient comme celle du praticien. Elle permet le passage d'une hypothèse de soins à un contrat de soins. Elle permet de confronter les attentes et les buts du patient aux hypothèses de soins retenues. À ce titre, les études sur la qualité de vie devraient s'appuyer sur une meilleure connaissance des buts de vie du patient et de son entourage plus que sur des critères normatifs évaluant l'autonomie, la vie familiale, professionnelle et sociale. Tout psychiatre psychanalyste se fixe comme objectif de soins non seulement la résolution symptomatique, mais une plus grande liberté du fonctionnement de la pensée du patient et de sa capacité à faire des choix de vie adaptés à lui.

Mais ce niveau d'observation n'est pas encore suffisant pour décider de la thérapeutique à adopter. Il est nécessaire d'introduire un niveau appartenant en propre au champ thérapeutique et qui rejoint la question des moyens à mettre en œuvre pour transformer la réponse pathologique. La question de la faisabilité de la technique de soins est importante et souvent négligée. D. Widlöcher, évoquant la place de la psychanalyse parmi les traitements des troubles mentaux, l'introduit ainsi : « Question, trop souvent négligée, qu'en est-il de la faisabilité ? Peut-on espérer qu'un processus thérapeutique se réalise grâce à la psychanalyse ? Est-il raisonnable d'y engager tel patient compte tenu de ses propres dispositions d'esprit et des altérations propres à sa pathologie ? C'est peut-être la question la plus difficile, qui nécessite du clinicien une certaine expérience, une confiance dans la méthode et un doute raisonnable sur son pouvoir[25]. » Les questions qu'il pose ici à la psychanalyse pourraient tout aussi bien être posées à l'ensemble des techniques de soins. C'est à ce niveau que vont devoir être comparés les avantages et les inconvénients de telle ou telle technique, leurs chances de « réussite », pour un sujet particulier, dans la situation clinique et de vie spécifique dans laquelle il se trouve au moment de la décision à prendre. C'est à ce niveau qu'une confrontation entre acteurs de soins des effets attendus des différentes approches thérapeutiques permettra d'introduire au sein des praticiens d'obédiences différentes « un doute raisonnable sur leur pouvoir » et qu'une plus grande connaissance des autres méthodes leur permettra de comprendre leur intérêt. Ce n'est que dans cette confrontation, autour de cas précis, que s'imposera, devant les choix thérapeutiques à faire, de définir les attentes et les limites légitimes de telle ou telle méthode thérapeutique.

Ainsi, les hypothèses de soins imposent d'avoir recours aux connaissances sur les leviers thérapeutiques les plus consensuellement tenus pour efficaces dans la catégorie diagnostique à laquelle appartient le patient. Ce savoir est insuf-

---

25. D. Widlöcher, *La Place de la psychanalyse parmi les traitements des troubles mentaux, op. cit.*, p. 45.

fisant pour guider la démarche de soins. Le sens de la situation pour le patient constitue à la fois un élément majeur du pronostic et d'autre part le seul élément de nature à guider la relation thérapeutique, et, *in fine*, à pouvoir élaborer des hypothèses de soins « compréhensives » pour lui.

Par ailleurs, le sens d'une prescription pour le patient doit être pris en compte car de lui dépendra largement la compliance aux soins. Toute prescription est un acte de nature psychothérapique au sens où il noue une relation singulière avec un patient et fait partie du lien ainsi instauré. La prise en compte des déterminants personnels engagés dans cette relation de soins est essentielle pour prédire le devenir et donc les risques de la relation de soins. La lecture psychodynamique, héritée du modèle freudien, offre à cet égard un modèle unique de nature à répondre à cette nécessité d'envisager, dans la prise en charge du patient, ce qui échappe à la simple observation consciente. C'est dire que la décision thérapeutique qui sera prise par le praticien ne devra pas seulement prendre en compte le présent des troubles, mais devra également s'inscrire dans le passé et dans un avenir rendu prédictible par la connaissance du sujet.

V. Kapsambelis[26] rappelle l'influence de la prescription thérapeutique dans la relation médecin-malade, ce qu'A. Green nomme la « relation médicamenteuse ».

Il explore l'influence de la prescription, indépendamment de l'action propre du produit, sur l'évolution du patient. En somme, il tente de rendre compte de l'influence sur l'économie psychique du patient de l'acte de prescrire.

Cette problématique concerne en réalité plus globalement l'ensemble des décisions thérapeutiques qui seront prises. En effet, qu'il s'agisse d'une thérapie cognitivo-comportementale, d'une thérapie systémique, d'une hospitalisation ou de toute autre décision de soins, l'influence sur l'économie psychique du patient devra être prise en

---

26. V. Kapsambelis, « Fondements psychanalytiques des effets des neuroleptiques », *op. cit.*, p. 452-453.

compte. Pourtant, cette question a surtout été travaillée dans le cadre de la « relation médicamenteuse ».

Cette problématique est importante à plusieurs titres. En termes de partenariat entre acteurs de soins, elle sous-tend tout le problème des « thérapies bifocales » ou « cothérapies ». Si, d'une manière générale, ces thérapies posent la question du « qui fait quoi ? » qui concerne l'ensemble des associations possibles de techniques de soins, elle a, là encore, surtout été étudiée dans le cadre de la cothérapie du prescripteur de médicaments et du psychanalyste qui renvoie à des questions de pratique courante : qui prescrit et qui assure la psychothérapie ? Faut-il deux personnes différentes ou le même praticien peut-il assurer les deux rôles ? Cette proposition repose sur le présupposé du caractère « inconciliable » de l'« attitude visant à prescrire » et de l'« attitude visant à interpréter », puisque la « remise de l'ordonnance est un agi » et que le prescripteur « travaille dans le réel » alors que le thérapeute « travaille dans le fantasmatique ».

Cette répartition des rôles n'est pas sans conséquence sur le patient mais également sur le métier même de psychiatre. Nous avons, à ce propos, posé que la caractéristique du psychiatre était la nécessaire « bicéphalité » dont il avait à faire preuve. Il nous semblait en effet illusoire de dissocier les deux actions psychothérapique et médicamenteuse dans la mesure où la prescription elle-même doit tenir compte de la lecture « psychodynamique » et que l'acte de prescrire comporte indistinctement une valeur symbolique et une valeur « réelle », psychopharmacologique. En extrapolant, il est d'ailleurs légitime d'affirmer que toute décision thérapeutique a un impact dans l'ordre de la réalité, biologique (s'il s'agit de la prescription médicamenteuse) ou environnementale (s'il s'agit par exemple d'une sortie d'hospitalisation ou du choix d'une solution d'hébergement, ou d'un isolement du milieu familial), et dans l'ordre symbolique. V. Kapsambelis va dans le même sens lorsqu'il écrit, à propos de la bifocalité : « Le principal de ses inconvénients est de retrancher de l'expérience chimiothérapique une dimension transféro-contre-transférentielle qui lui est pourtant inhérente[27]. » Il rappelle que Green avait largement plaidé dans ce sens, invitant à « des expériences où le même médecin assure à la fois la prescription et le suivi psychothérapique ».

La question qui se pose aujourd'hui est celle des moyens donnés au psychiatre d'assurer cette mission. L'insuffisance de temps pour assumer ce rôle pourrait conduire à adresser systématiquement le patient à un psychologue pour le suivi psychothérapique sans se questionner plus avant sur la pertinence psychopathologique de cette décision.

Des hypothèses de soins au « contrat » de soins : pour une alliance thérapeutique

Les hypothèses de soins formulées ne deviendront des contrats de soins que lorsqu'une information claire au patient sur ces buts à atteindre et sur les techniques de soins pour y parvenir aura été « négociée » avec lui. L'engagement dans les soins dépend largement de la pertinence de l'information donnée.

La rencontre avec un patient présentant une souffrance psychique doit se conclure, si l'ensemble des facteurs pronostiques ont pu être évalués et des hypothèses de soins formulées, par l'établissement d'un contrat de soins dont certains au moins des éléments devront lui être explicités. Le devoir d'information rendu aujourd'hui obligatoire repose sur cette volonté d'introduire le patient comme un élément actif et donc de lui donner les informations nécessaires pour qu'il se constitue comme un acteur de ses soins. Le contenu de l'information donnée représente un levier thérapeutique puissant. Il est, pour cette raison, de maniement délicat et impose une connaissance large du sujet et de ses troubles.

---

27. *Ibid.*, p. 453.

Par ailleurs, l'information donnée ne peut se concevoir que dans le temps. Elle dépend de chaque moment de l'évolution du patient, de sa position dans la relation et de son engagement dans les soins.

Les croyances et les représentations conscientes qu'a le sujet de lui-même et de ses troubles, des réponses qu'il est en mesure d'attendre du système sanitaire, des raisons de ses difficultés, sont à la fois un élément essentiel de son positionnement par rapport aux soins et une cible potentielle de mobilisation. Par ailleurs, elles sont un élément facilement accessible puisqu'elles sont conscientes. Il peut s'agir de la crainte de prendre un traitement modifiant le fonctionnement de la pensée, de la représentation de la folie attachée à la prise de psychotropes, de l'accoutumance... Ces craintes renvoient souvent à un sentiment de perte de liberté ou de contrôle de sa vie ou à la peur de la dépendance à l'égard du psychiatre. Ce que les auteurs nomment l'éducation du patient et de sa famille, largement fondée sur une information claire et compréhensible, s'adresse au sujet conscient et à ses représentations.

La lecture psychanalytique permet d'aller plus loin que la simple prise en compte des croyances et des craintes conscientes exprimées par le patient. Il est en effet important d'adopter une lecture en rapport avec une conflictualité inconsciente à laquelle le sujet est renvoyé. La prise en compte du sens, conscient et inconscient, que le patient donne aux événements est essentielle pour anticiper comment le patient pourra — et sous quelles conditions — s'inscrire dans une démarche de soins et la nature des enjeux qu'il cherchera à imposer à la relation thérapeutique et aux soins, parfois au détriment de son amélioration. La mauvaise compliance aux soins est souvent l'expression d'une position conflictuelle du patient dans les soins. L'étude des facteurs en jeu dans l'absence d'alliance thérapeutique trouverait avantage à être rapprochée de la notion psychanalytique de résistance au changement.

Le modèle pathogénique que nous avons proposé permet, en s'attachant à décrire le « comment » des troubles du sujet, d'offrir un niveau d'informations plus adapté, notamment aux demandes des membres de la famille (comprendre leur enfant pour mieux ajuster leurs réponses).

Dans tous les cas, l'information au patient et à sa famille doit prendre en compte un ensemble de facteurs intégrés dans une approche compréhensive globale permettant de les décliner dans la situation particulière. À ce titre, une réponse absolue du type « toute l'information » ou « aucune information » paraît à tous inadaptée. Il est intéressant de rappeler l'évolution de l'information dans la pathologie cancéreuse. Si, à un moment, dire toute l'information paraissait l'attitude la plus « thérapeutique », les positions se sont nuancées, et le « cas par cas » est devenu la règle.

La loi de mars 2002 nous impose d'informer le patient, mais, dans le même temps, elle autorise de ne pas le faire en soulignant que l'état du patient permet de s'émanciper de cette obligation. De ce fait, elle offre à la psychiatrie la possibilité d'éviter le débat sur la place du patient dans les soins qu'elle voulait ouvrir.

Mais la révolution réside dans le fait que le patient a acquis le droit d'accéder à son dossier. Cette mise sous le regard public des raisons de telle ou telle décision thérapeutique nous impose désormais, face à l'information, de justifier des choix faits. Il nous apparaît nécessaire d'y voir là l'opportunité de l'envisager non pas comme une obligation légale, mais comme un nouveau levier thérapeutique possible qui nous réinscrit dans la question de la relation thérapeutique dont l'un des termes déplace l'abord. Ce levier est l'expression des hypothèses de soins et teste l'engagement dans les soins. Au-delà, bien sûr, cette obligation témoigne d'un changement sociétal auquel la psychiatrie doit s'adapter sans s'y soumettre. Si l'évolution des rapports du médecin à l'annonce du diagnostic suit l'évolution plus générale de la place du patient dans ses soins, il est important de suivre cette évolution sans toutefois la précéder, afin de garder le même rythme que celui des patients eux-mêmes. En revanche, la psychiatrie ne peut pas se satisfaire d'un modèle médical où la maladie serait posée comme un objet extérieur au sujet et traité indépendamment de lui, nous l'avons vu.

L'évidence clinique est que la question n'est pas d'informer pour informer (c'est-à-dire se mettre en conformité avec la loi), mais de garder une position thérapeutique face à l'information échangée. La reconnaissance du trouble et la nécessité de prendre un traitement sont liées à l'histoire personnelle du patient, c'est-à-dire à ce que représente, dans le « roman fantasmatique » qu'il s'est construit de sa vie et qui constitue son identité, l'atteinte de sa pensée et de sa relation au monde. La prise en compte de ce facteur personnel d'interprétation de la réalité impose pour informer de bien connaître le patient. Si l'objectif à terme peut être de composer avec le diagnostic, donc de pouvoir le nommer, le travail de deuil à accomplir pour y parvenir est parfois long et difficile. Bien peu de patients peuvent s'inscrire d'emblée dans la logique médicale que le médecin propose en nommant la maladie. Cette acceptation n'est d'ailleurs pas sans poser de problème car elle peut s'accompagner d'un véritable « déni » de toute conflictualité. Cette médicalisation de la souffrance conduirait ainsi à privilégier la « pensée opératoire » chez le patient et à le priver de l'opportunité que constitue la rencontre avec la souffrance psychique, de mobiliser des ressources internes jusque-là inexploitées.

La raison souvent avancée pour justifier de nommer la maladie repose sur l'hypothèse que cette annonce permettrait d'accroître l'adhésion aux soins. Or l'enseignement que l'on peut tirer de l'expérience quotidienne avec le patient est, d'une part, de ne pas accorder trop de crédit à l'équation « annonce du diagnostic = meilleure observance du traitement », et, d'autre part, et *a contrario*, de lever une trop grande réserve des psychiatres à l'égard de l'information donnée au patient. En réalité, trop souvent cette équation méconnaît le fait qu'elle reflète une conséquence et non une cause. C'est lorsque le travail de deuil est accompli et que le patient peut entendre son diagnostic, et prendre son traitement, que l'équation se vérifie. En effet, toute information donnée au patient, particulièrement l'annonce d'un diagnostic, constitue, dans le cadre de pathologies graves, un deuil. Ce travail requiert du temps, et il est essentiel de préserver ce temps psychique du patient, incontournable pour engager la relation de soins. Accompagner ce travail de deuil impose dans un premier temps de trouver les mots avec lesquels il pourra s'engager. Le patient nous guide dans ce choix. L'annonce du diagnostic peut être utile à certains patients. Dans ce cas, éviter les mots nécessaires pourrait compromettre la confiance échangée. Mais elle peut constituer une grande violence pour d'autres, et donc un frein important à l'engagement dans les soins. Il est sans aucun doute important qu'elle ne constitue pas également, pour le psychiatre, un frein.

Ainsi, au-delà de la question de l'annonce du diagnostic, ce dont il est question concerne le rapport du patient à ses symptômes, au traitement, le caractère inextricablement mêlé de son identité de sujet et d'un objet artificiellement découpé par la médecine dont il serait porteur : les symptômes. Les raisons de l'acceptation d'un traitement par le patient restent souvent obscures si l'on ne prend pas le soin d'en construire avec lui le sens. Une telle négligence conduit à imposer au cadre de la relation les conséquences d'une construction toute personnelle du praticien dans une lecture *top-down* dans laquelle le patient disparaît.

A contrario, il est fréquent de constater l'évitement des psychiatres pour une information qui porterait sur la maladie. Au-delà, ils imposent le silence au patient sur cette question ou pour toute réponse offrent une information « livresque » sur le trouble, le pronostic (en statistiques éventuellement) et les traitements. Or l'échange autour de cette question auquel le patient est souvent plus prêt que le psychiatre lui-même est bien un lieu où le rôle actif qu'il possède peut être abordé et discuté.

Mais l'information ne concerne pas que l'état que le patient présente. Elle doit également porter sur les projets de soins et les attentes que le sujet peut légitimement avoir quant à leurs résultats. La question des buts de traitement est à ce titre essentielle, comme celle des techniques de soins utilisées pour y parvenir. De nombreuses études ont montré la fréquence des attentes irréalistes chez les patients, en particulier en ce qui concerne les effets d'un traitement médicamenteux. Une certaine psychiatrie a eu tendance à renforcer cet irrationnel en banalisant les troubles et en affirmant la grande efficacité des traitements médicamenteux. Cette attitude a eu le mérite de déstigmatiser la pathologie mentale et de traiter efficacement un nombre de plus en plus grand de patients. Mais, aujourd'hui, les limites de la thérapeutique médicamenteuse sont mieux connues, essentiellement dans le suivi à long terme, et elles doivent être prises en compte dans l'information au patient.

De même, l'absence d'information sur les traitements entraîne souvent des attitudes délétères pour leur mise en œuvre. Si, de plus en plus, la prescription des médicaments s'accompagne d'une information claire et exhaustive, les hospitalisations comme la plupart des traitements psychologiques restent l'objet de peu d'information. Cette faiblesse de l'information alimente une position irréaliste des patients qui peut s'accompagner soit d'un violent rejet, soit d'une attente excessive en réponse aux propositions thérapeutiques. Comme le dit D. Widlöcher[28], « il ne s'agit pas simplement d'informer suffisamment le patient pour que son consentement aux soins puisse être jugé assez éclairé et sa coopération assurée. Il n'y a pas de psychothérapie efficace sans que se développe chez le patient une compréhension approfondie des liens entre le travail mental qui s'accomplit et les buts thérapeutiques poursuivis. Une chimiothérapie ne sera véritablement suivie que si le patient se donne une

---

28. D. Widlöcher, « L'avenir nous apprendra peut-être... », *op. cit.*, p. 364.

représentation du mode d'action sur son être psychique. Et dans les deux cas, la conviction du patient dépendra de celle du clinicien ». Si la confiance du praticien dans la technique de soins qu'il propose au patient est faible, ce manque de conviction transparaîtra dans l'information donnée. Mais, au-delà de la nécessaire confiance que le praticien doit avoir à l'égard des soins qu'il propose, il est important qu'il puisse apporter au patient une compréhension des buts attendus et des modalités de la technique employée. À ce titre, l'absence habituelle d'information sur le déroulement et les attentes d'une psychanalyse intervient sans doute pour expliquer nombre d'interruptions.

La place du sujet lui-même dans les soins est peu discutée. Si l'attitude médicale vise à offrir des réponses et, aujourd'hui plus qu'hier, à informer le patient de leurs limites, l'attitude « psychothérapique » prend davantage en compte le « pouvoir » du patient dans son devenir. À ce titre, les deux attitudes diffèrent. Le psychiatre, en tant que médecin, connaît les contraintes notamment biologiques que son patient subit et qu'il doit mobiliser mais, en tant que psychothérapeute, il sait que l'engagement actif du patient dans la construction de son devenir est indispensable et que le patient détient seul le pouvoir de mobiliser de nouvelles ressources et d'accepter le changement induit. Le psychiatre, dans cette position, tentera de dresser avec le patient une nouvelle scène, un nouveau contexte, un nouveau regard pour lui permettre de trouver de nouvelles solutions.

La compétence de la famille à répondre à la maladie chez un enfant, ou chez un conjoint dans un couple, a été largement documentée. Elle est un élément important du pronostic à long terme de la maladie elle-même. Ainsi, il apparaît essentiel, dans tous les cas, d'évaluer la « compétence » de la famille (parents, conjoint) à répondre à la survenue d'une maladie chez l'un de ses membres. Cette compétence dépend de nombreux facteurs, comme différentes études l'ont montré, issus de l'histoire personnelle actuelle et passée de chacun des membres qui composent la famille et de la dynamique familiale instaurée. En référence à la compétence dont ils feront preuve, la question est : « Quel est l'usage que fera la famille du diagnostic ? » Il faut pouvoir anticiper la réponse à cette question pour décider de la nature et de la forme à donner à l'information.

Il est aujourd'hui essentiel d'inscrire l'information au patient comme une étape fondamentale de la démarche de soins. De manière schématique, et pour rester dans l'idée du deuxième scénario « *des* psychiatries », il est légitime d'opposer deux attitudes, chez les psychiatres, par rapport à cette question de l'information. L'adoption d'un modèle d'organe permet de considérer la maladie comme un objet extérieur au sujet. *A contrario*, le modèle de l'homme malade, sans nier le déterminisme biologique possible, postule que la maladie s'accompagne d'un déséquilibre de l'ensemble de la personne et que, de ce fait, la personne influence le pronostic du trouble le plus biologique. L'adoption du modèle de l'organe malade pose la maladie comme un « ennemi commun » au patient et au psychiatre, et le déterminisme biologique est mis en avant. La loi de mars 2002 peut être interprétée de cette façon. Le psychiatre peut, dans cette acception de la loi, se décharger de toute la responsabilité qui lui incombe d'accompagner le patient dans le travail de deuil qui lui permettra de s'inscrire dans une logique de soins.

Au-delà de la question de l'information au patient et à sa famille se pose celle du professionnel en charge de la transmettre : médecin généraliste, psychiatre, infirmière psychiatrique... et de la nature des informations transmises par chacun, qui pose la question du « discours commun » entre acteurs de santé. Cette problématique rencontre celle de la transmission des informations utiles dans le partenariat avec d'autres professionnels.

Enfin, parmi les facteurs pronostiques, la réaction du patient aux premières prises de décision est un élément essentiel à la fois pour fixer les objectifs de soins ultérieurs mais également parce qu'il modifie le contexte ayant présidé aux premiers choix thérapeutiques. À cet égard, le suivi d'un patient impose toujours au praticien une grande vigilance de l'ensemble des facteurs concourant, dans le temps, à réajuster les objectifs de soins.

Le suivi du patient

Le suivi du patient constitue un des éléments de validation des hypothèses formulées à condition que tous les critères nécessaires pour évaluer l'amélioration obtenue soient pris en compte. En effet, nous l'avons dit, chaque théorie partielle du fait psychiatrique échoue, seule, à rendre compte du cours évolutif du patient.

La qualité de l'engagement dans les soins, la réactivité aux traitements, les événements de vie et la satisfaction du sujet pour sa vie, les modifications de la personnalité sont autant de facteurs qui doivent être pris en compte dans l'interprétation des parcours évolutifs. Les données acquises sur l'évolution des patients sous traitement paraissent souvent très artificielles compte tenu du petit nombre de facteurs pris en compte. Le retour au cas unique, là encore, s'impose pour que des hypothèses cliniquement pertinentes soient posées que des études sur le grand nombre pourront, dans un second temps, tester.

Dans ce sens, la guérison ne peut que rarement se résumer à la seule disparition des symptômes. Par exemple, le vécu d'un épisode psychiatrique constitue en soi un événement traumatique et impose toujours un travail d'investigation de ses conséquences sur l'équilibre global du sujet et sur son environnement. Cette « effraction » dans son intégrité psychique, si elle est toujours douloureuse, peut être l'occasion pour lui d'accroître sa propre compréhension du monde et de lui-même, et constitue à terme une opportunité d'élargir son champ de liberté. Le psychiatre doit le rendre possible.

LA RECHERCHE CLINIQUE :
UNE ÉVALUATION DES PRATIQUES DE SOINS

Comme l'avons vu, chaque hypothèse étiologique du fait psychique et de ses troubles découpe la clinique en fonction de la lecture théorique qui l'accompagne. Cette démarche conduit à une confusion entre le niveau de la recherche (s'appliquant aux « objets » cliniques ainsi repérés) et le niveau de la clinique et des pratiques de soins qui, elles, ne peuvent se concevoir que dans une vision « intégrative » des différentes lectures. La recherche théorique bénéficie de cette confusion au détriment de la pratique. De ce fait, au niveau clinique, les stratégies de soins que chaque orientation théorique propose ne sont jamais confrontées à un « état global » du patient — que seul un modèle psychopathologique général et la description des troubles mentaux qui lui correspondrait permettraient —, mais à la seule théorie qui en guide l'étude. Cette confusion est arrimée aux fondements étiologiques de la discipline visibles à la fois dans sa clinique (description des troubles) et dans l'évaluation des pratiques de soins, utilisée pour valider les hypothèses étiologiques qui les soustendent plutôt que pour en tester l'efficacité réelle en pratique, c'est-à-dire sur une description « globale » et intégrée composée de l'ensemble des lectures utiles pour en juger.

De la clinique à la recherche dans le cadre
de chaque théorie partielle : pour une dissociation
des niveaux d'observation

Il nous paraît fondamental de dissocier résolument le niveau de la recherche théorique et celui des recherches cliniques. Sans cette nécessaire « rupture », la recherche elle-même pourrait être rejetée au prétexte de réduire la clinique à la seule lecture des observables qui l'intéresse. Cette nécessaire rupture est valable pour l'ensemble des théories du fait psychiatrique. La recherche en psychanalyse comme la recherche neurobiologique doivent se déployer dans le cadre théorique qui fixe leurs limites épistémologiques. L'« objet » psychiatrique constitue pour chacune d'elle un cadre pour « penser » leur théorie. Pour que ce dialogue soit possible, il importe, d'une part, que l'objet clinique possède sa propre définition, d'autre part, que les niveaux de la recherche théorique et celui de la clinique soit bien distingués.

Sur le plan des recherches neurobiologiques, l'avenir de la psychiatrie repose en partie sur sa capacité à s'inscrire dans le vaste courant de la recherche contemporaine dont elle est l'un des objets privilégiés. Les neurosciences et l'ensemble des courants de recherche qui les composent offrent une occasion unique à la psychiatrie de prendre sa place au sein des disciplines « nobles » de la médecine, c'est-à-dire des disciplines susceptibles d'accueillir les acquis les plus récents de la connaissance de l'homme. Les neurosciences cognitives postulent l'influence des facteurs environnementaux et psychologiques sur les pathologies les plus organiques. À ce titre, la psychiatrie représente le champ d'application le plus adapté à cette démarche scientifique. En effet, c'est la seule discipline à avoir étudié les effets de traitements psychologiques sur des pathologies où existaient des anomalies neurobiologiques, de même que c'est la seule discipline médicale à avoir tenté de définir, de manière rigoureuse, les facteurs psychologiques ou d'environnement. Il n'est guère étonnant que les neurobiologistes tentent d'engager le dialogue avec les psychanalystes, conscients de l'importance de ce dialogue.

La fragilité de la discipline en matière de structures et d'organisation de la recherche lui fait courir le risque, par l'intérêt scientifique que son objet représente aujourd'hui, d'être « annexée » par des disciplines voisines ayant inscrit depuis longtemps dans leur objectif la recherche fondamentale. Cette annexion « imaginée » fait écho au risque de la discipline clinique elle-même de se diluer dans d'autres disciplines médicales. Il nous paraît ainsi fondamental que la psychiatrie se donne les moyens de prendre sa place dans le monde scientifique et de développer des recherches innovantes en matière de génétique, de neuro-chimie, de neuro-imagerie... Si les retombées de ces recherches ne sont pas aujourd'hui visibles, dans leur inté-rêt pratique, elles ne doivent pas être diabolisées par des praticiens peu avertis des développements réels de ces recherches. Ainsi, les praticiens ne pourront pas aborder le débat qui s'ouvrira entre les développements de la recher-che et l'usage que la clinique, constituée sur d'autres bases, pourra en faire sur leur seule expérience clinique. Une connaissance de l'état de la science et une capacité à en suivre les développements et à en juger la pertinence clini-que leur seront nécessaires. En retour, la théorie pourra être guidée dans ses choix sur les champs de recherche à explorer, et sur l'interprétation à donner des résultats, par la clinique et l'évaluation des pratiques « réelles ». Sur ce plan en effet, l'absence de modèle proprement psychiatri-que conduit à négliger la pertinence clinique des recher-ches menées, à la fois dans le design même des études qui, tout entières inscrites dans une clinique de ses propres observables, négligent d'autres observables et grèvent ainsi lourdement la pertinence clinique des données recueillies et l'interprétation des résultats obtenus. Cette circularité de la recherche fondamentale, propre à chaque théorie partielle du fait psychiatrique, déconnectée d'une clinique qui n'a pas les moyens de lui opposer de critères de « per-tinence », conduit à opposer davantage recherche et prati-que. La recherche aujourd'hui peut difficilement prétendre à des impacts cliniques significatifs faute d'un modèle psy-chiatrique susceptible de juger de l'intérêt de ses résultats.

La recherche sur les mécanismes pathogéniques

Nous avons postulé que la nosographie psychiatrique, comme le modèle de la prise de décision, devait s'appuyer sur des hypothèses sur le fonctionnement de la pensée et non sur des hypothèses causales. En effet, ce n'est qu'à ce niveau pathogénique que peut se penser la complémentarité des pratiques si l'on pose que l'efficacité des actions thérapeutiques ne peut s'évaluer que sur leurs effets sur les mécanismes impliqués dans les troubles.

La description de ce niveau pathogénique et la possibilité de tester sur lui l'efficacité des différentes techniques de soins sont à ce titre essentielles. À ce niveau pathogénique, les différentes théories du fait psychique peuvent être plus aisément confrontées.

Toutes les entités nosographiques proposées ne peuvent sans doute pas se réclamer de la même démarche pathogénique. Les neurosciences cognitives apportent un éclairage pathogénique primordial à des troubles dans lesquels il est facile de faire la preuve d'une atteinte de l'architecture cognitive. Il n'est pas évident que l'approche cognitive offre les mêmes possibilités de penser la pathogénie dans d'autres catégories de troubles. D'ailleurs, le fait que ce modèle n'ait été appliqué qu'à certaines pathologies va dans ce sens. Le rapport neurobiologique et psychanalytique se décline différemment d'une catégorie de troubles à l'autre et impose donc des études pathogéniques spécifiques.

Dans le cadre de la schizophrénie, l'application de ce modèle à l'étude du fonctionnement neurobio-cognitif de la pensée a été fructueux. Sur le plan pathogénique, l'hypothèse du paradigme des neurosciences cognitives est que toutes les fonctions mentales se reflètent ou sont sous-tendues par des fonctions cérébrales. Dans ce sens et pour caricaturer, tout état mental s'accompagne d'un état cérébral que l'imagerie fonctionnelle peut venir objectiver.

Bien entendu, la participation du « cerveau » à l'état mental ne signifie pas qu'il en est la cause, nous l'avons dit. Par ailleurs, l'objectivation que permettent les techniques d'investigation neurocognitives ne résume pas l'état mental du sujet. En cela, il est essentiel de garder à l'esprit que la focalisation sur un champ d'intérêt « neurocognitif » que réalise cette approche s'accompagne d'un réductionnisme que la clinique psychiatrique doit interroger et penser pour pouvoir s'en approprier les données sans s'y résumer. Cette distinction entre le niveau de la recherche pathogénique et celui de la clinique doit impérativement être préservée pour que les données issues de la recherche soient utilisables pour la clinique.

Cette « réduction » de l'objet clinique à un *pattern* neurocognitif se justifie par deux ordres de faits. Le premier est la nécessité d'aller plus loin dans la connaissance des modalités d'action des différentes techniques de soins. La focalisation des neurosciences cognitives sur les fonctionnalités du cerveau et de l'esprit et leurs corrélats comportementaux nous offre le cadre d'investigation propice à une analyse comparative des pratiques de soins. Il est légitime d'assumer les risques inhérents aux incertitudes actuelles qui persistent sur les liens entre cerveau et fonctionnement de la pensée, d'une part, et entre cerveau et clinique, d'autre part, en espérant, dans un horizon de vérité scientifique et non philosophique, pouvoir accroître nos connaissances à la fois sur ces liens et sur les modalités d'action des différentes techniques de soins. Nous devons assumer ces risques en restant conscients de la réduction que nous opérons sur les objets évalués.

Le second ordre de faits repose sur la nécessité où se trouve la clinique psychiatrique d'avancer sur la question de la complémentarité des pratiques de soins. Nous avons dit que la manière dont les psychothérapies opéraient restait obscure. La connaissance des traitements repose ici sur l'idée qu'ils agissent sur les mécanismes cognitifs et cérébraux altérés quelles que soient les causes de ces dysfonctionnements neurocognitifs et quelle que soit la manière dont ils opèrent. À ce titre, tout traitement peut être testé de manière équivalente. Ainsi, l'utilisation d'anxiolytiques chez un patient schizophrène peut améliorer sa symptomatologie. Pourtant, il y a fort à penser que cette prescription ne modifiera pas le *pattern* pathogénique sous-tendant la désorganisation de la pensée, c'est-à-dire le *pattern* clinique et neurocognitif supposé spécifique de cette pathologie. L'approche de la complémentarité des pratiques que permet le cadre des neurosciences cognitives doit être utilisée comme outil de réflexion clinique autant que comme méthode d'évaluation du changement. De plus en plus d'études utilisent l'imagerie cérébrale dans ce sens. T. Furmo et coll.[29] ont récemment montré, chez des patients présentant une phobie sociale, des améliorations symptomatiques parallèles à des modifications cérébrales fonctionnelles comparables sous citalopram et par une thérapie cognitivo-comportementale. Cette première étude comparant sur le plan symptomatique et par imagerie fonctionnelle la nature des changements sous traitements pharmacologique ou psychologique pourrait bien ouvrir une voie prometteuse de recherche sur les effets comparés de différentes techniques de soins. Par ailleurs, la constatation d'une identité d'effet entre deux traitements de nature différente rejoint l'étude citée précédemment chez les parkinsoniens et confirme l'intérêt d'utiliser un *pattern* neurocognitif validé pour évaluer le changement. Cette évaluation ne peut être cliniquement pertinente qu'à condition qu'elle s'associe à une évaluation clinique globale de l'état du patient. Ainsi, la constatation d'une amélioration de la symptomatologie obsessionnelle chez un sujet présentant une névrose obsessionnelle (ou trouble obsessionnel-compulsif) sous traitement antidépresseur devra être comparée notamment aux aménagements internes, que la lecture psychanalytique nous permet d'évaluer, qu'il a induits. Une telle comparaison, au niveau clinique, nécessitera la prise en compte de l'ensemble des critères utiles pour évaluer l'état global du patient. En effet, il n'est pas légitime d'évaluer l'amélioration sur la seule réduction

---

29. T. Furmo, M. Tillfors *et al.*, « Common changes in cerebral blood flow in patients with social phobia treated with citalopram of cognitive-behavioral therapy », *Archives of General Psychiatry*, mai 2002, 59, 425-433.

symptomatique. Les critères utilisés par les psychanalystes pour évaluer l'efficacité de leur approche devront, dans une évaluation globale, être pris en compte. Ces études ne peuvent à ce jour se concevoir que sur le mode du cas unique. Seule cette méthode permettra, à partir d'analyses qualitatives approfondies de chaque cas, d'offrir des hypothèses que des recherches sur le plus grand nombre pourront tester. L'étude de T. Furmo a porté sur trois groupes de six patients. Les questions essentielles auxquelles de telles études pourraient répondre sont : comment le médicament opère-t-il ? Quelles modifications induit-il à la fois au plan neurophysiologique, sur la « cible » pathogénique sous-tendant les symptômes, mais également en d'autres lieux, considérés pour l'heure sans intérêt ? Quelles transformations permet-il au niveau de la personnalité ? Et, pour ce qui est de la psychothérapie, comme opère-t-elle ? Quelles modifications induit-elle à la fois sur la « cible » pathogénique sous-tendant les symptômes, mais également sur d'autres cibles ? Ces questions, capitales pour une compréhension des effets réciproques des actions thérapeutiques, imposent, pour y apporter des réponses, de tenir compte du « délai » d'action des différentes techniques de soins. Ainsi, les questions subsidiaires qui nous paraissent essentielles sont : quel est le délai des changements induits par les traitements médicamenteux et quelle est la nature de ces changements dans le court terme et le long terme ? L'idée que les médicaments agissent dans des délais courts et la psychothérapie à long terme entrave la réflexion sur l'action à long terme des psychotropes et sur l'efficacité à court terme des interventions psychothérapiques. Il est légitime de postuler qu'une intervention psychothérapique (dite « mutative ») peut avoir des effets immédiats et qu'un travail psychothérapique s'accompagne, plus rapidement qu'il est classique de le dire, d'effets au niveau des connexions entre les systèmes neuronaux, peut-être de nature différente de ceux qu'un travail au long cours induit. Du côté des médicaments, il est légitime de penser que leur délai d'action est court, mais que leur action à long terme ne doit pas se concevoir dans les mêmes termes. Ainsi, l'idée que la psychothérapie agirait dans le seul long terme est sans doute une vision trop restrictive de son efficacité. De même, la focalisation des effets du médicament dans le court terme trouble sans doute la vision de leurs effets à long terme. En effet, les traitements prescrits en psychiatrie le sont souvent pour de longues périodes, et la comparaison des effets de la psychothérapie et des traitements au long cours est aussi importante pour penser la complémentarité des pratiques qu'une évaluation réduite à un moment évolutif court. La psychopharmacologie doit s'ouvrir aux études à long terme, et la psychothérapie ne pas centrer son efficacité aux effets à long terme que la théorie postule.

Il est intéressant de noter que, dans la « guerre » opposant médicament et psychothérapie, la valeur accordée à la rapidité d'action des premiers se voit largement nuancée lorsque est pris en compte le long terme. En effet, la vision de cette évolution est trop souvent réduite à une « répétition du même ». Il n'en est rien. L'évaluation des traitements médicamenteux impose donc un suivi de patients sur la longue durée et pas seulement l'évaluation de patients différents à des temps différents d'évolution qui néglige la prise en compte réelle des modifications induites par la durée d'évolution chez un même patient.

À titre d'exemple, il est possible de tester l'effet de chaque technique de soins en prenant pour cible le *pattern* pathogénique « clinico-cognitivo-cérébral » que les neurosciences ont permis de décrire et qui sous-tend les troubles de la pensée et de la communication du patient schizophrène. Ce *pattern* constitue une cible aux traitements, quelle qu'en soit la nature. Les questions se déclinent ici de la manière suivante : « Quelle est l'influence de telle ou telle technique de soins sur chacun des trois niveaux d'observation décrits par le *pattern* ? » Quelle est l'influence des neuroleptiques sur la clinique des troubles, en évaluant les modifications en regard des différentes lectures possibles, c'est-à-dire non seulement symptomatiques mais également psychodynamiques (degrés de liberté acquis), cognitivo-comportementales, systémiques ou dans la qualité du projet de vie en regard des attentes du patient lui-même ? Quelle est l'influence d'une technique fondée sur les lois de l'apprentissage sur chacun des niveaux précédemment décrits et sous quelles conditions de faisabilité (en termes d'objectifs et en termes de possibilité de réalisation) cette technique de soins peut-elle être proposée ? Quelle est l'influence d'une psychothérapie psychanalytique au niveau clinique, psychodynamique et cognitivo-cérébral et sous quelles conditions de faisabilité (en termes d'adaptation du cadre et en termes de possibilité pour le sujet d'en tirer profit) cette technique de soins peut-elle être proposée ? Quelle est l'influence d'une psychothérapie familiale et sous quelles conditions de faisabilité (en termes de nécessité — le sujet est-il « vitalement intriqué » à son environnement ? — et de possibilité de mobilisation du système familial) cette approche a-t-elle des chances d'être efficace ?

Mais, dans l'idée de situer les différentes techniques les unes par rapport aux autres, il est tout aussi nécessaire de poser ces questions que de passer de la question « que peut-on restaurer (modifier) du fonctionnement cognitif et de l'état clinique du patient par tel ou tel traitement ? » à la question « *que ne peut-on pas* restaurer (modifier) du fonctionnement cognitif et de l'état clinique du patient par ce traitement ? ». L'essentiel en effet, pour penser les interactions et les influences mutuelles des pratiques de soins, réside dans ce qui n'est pas dit de l'état du patient puisque ne relevant pas des quelques cibles « classiques » tenues pour suffisantes pour évaluer ce traitement.

Il nous apparaît essentiel, pour répondre aux questions cliniques que le cadre ainsi posé appelle, de s'affranchir de deux des principes méthodologiques classiques des études sur les pratiques de soins. Le premier est celui de n'évaluer que les observables intéressant l'effet évalué. Le second principe est l'importance accordée à la mesure. Il nous paraît essentiel de nous affranchir de la tyrannie du quantifiable dans laquelle le cadre méthodologique vient tenir lieu de garantie et masque trop souvent l'absence de créativité clinique. Nous rejoignons là la discussion introduite dans le premier chapitre sur l'évaluation des psychothérapies. Il paraît aujourd'hui essentiel de renouer avec des recherches qualitatives élaborées au plus près des trajectoires de soins « réels » des patients et à partir de la théorie implicite qui guide les cliniciens dans leur prise de décision. De telles recherches, de méthodologie très différente de celle qui préside à la recherche fondamentale, imposent un retour au cas unique.

Ce paradigme s'inscrit dans une logique qui lie résolument la description clinique, l'action thérapeutique et la recherche pathogénique.

La recherche clinique : une évaluation de la clinique, de l'évolution de l'état du patient et des pratiques de soins

Au niveau clinique, des recherches devront tester la validité des signes retenus comme « symptômes fondamentaux et fédérateurs » de chacune des catégories diagnostiques retenues par le découpage pathogénique.

L'évolution de l'état du patient devra être interprétée en fonction des différentes lectures proposées par les théories partielles à notre disposition.

Enfin, l'évaluation clinique des pratiques de soins devra permettre de tester l'efficacité de chaque levier thérapeutique et de les situer les uns par rapport aux autres en prenant en compte l'ensemble des critères utiles (critères de temps et critères cliniques) pour l'évaluation comparative de techniques de soins dont la cible et le délai d'action ne sont pas comparables.

Dans l'ensemble de ces recherches, les données ne pourront être valides qu'à condition de se comparer à un état global du patient et non aux seuls critères d'appréciation d'une approche théorique donnée.

Ce niveau strictement clinique peut être abordé de deux manières différentes mais, nous semble-t-il, complémentaires : l'étude des « grands nombres » que permet l'épidémiologie (tout particulièrement les études d'évaluation des pratiques de soins) et l'étude du « cas unique » qui permet, à partir de la confrontation des lectures, de proposer des hypothèses cliniques et thérapeutiques nouvelles. Cette méthode du « cas unique » nous paraît la seule méthodologie possible, compte tenu de la quasi-absence de données, pour aborder la question de la complémentarité des pratiques et de la compréhension des parcours évolutifs. Comme le propose D. Widlöcher[30], « c'est en terme de changement et de résistance au changement » qu'il faut envisager de réfléchir à l'évolution du patient et qu'une synthèse des différents regards a les plus grandes chances d'être possible pour le faire. C'est autour du cas unique et sans doute sous cette forme de questionnement que peut s'élaborer la collaboration entre professionnels d'obédiences et d'expériences différentes.

Nous avons montré que, depuis l'interprétation des signes jusqu'à la prise de décision, les options et les compétences de chacun des professionnels induisent un « biais » de lecture aboutissant à des prises de décisions différentes. Une confrontation des « théories implicites » des différents professionnels peut seule permettre une explicitation validable et réfutable d'une théorie plus générale. La validité de consensus que peut fournir une telle confrontation constitue déjà une preuve non négligeable de la pertinence du modèle.

---

30. D. Widlöcher, *Les Logiques de la dépression, op. cit.*, p. 245.

Chapitre 4

LE RÉSEAU :
UNE NOUVELLE ORGANISATION FONDÉE
SUR DES PROJETS COORDONNÉS DES SOINS

Le quatrième paradigme pose de façon radicalement différente les termes de la crise de la psychiatrie et de l'organisation des soins. Si les psychiatres peuvent proposer entre eux et à leurs partenaires une nouvelle façon d'aborder la diversité des pratiques et de les utiliser, la question de la relation entre les psychiatres et les pouvoirs publics est transformée. C'est désormais les gestionnaires de l'organisation des soins qui seront interpellés pour développer de nouveaux outils d'analyse de l'activité, fondés sur un partenariat réel avec les soignants.

Le quatrième paradigme repose sur une collaboration et une confrontation des pratiques. Il ne part pas d'une conception théorique de l'humain ni d'un modèle global du soin. Il est pragmatique, proche de la clinique. Dans cette logique, sa mise en pratique garde une dimension expérimentale, évolutive.

Une négociation nationale ne paraît pas adaptée à la mise en place de ce type de relations. En effet, c'est au niveau national que sont posés les grands principes fondateurs qui guident les politiques mises en œuvre, mais la confrontation des pratiques, lorsqu'elle ne se fait pas à un niveau théorique, suppose que l'objet de la discussion clinique ait un support plus concret. Dans ce cadre, un niveau local, suffisamment grand pour permettre des échanges et des confrontations réels, semble davantage adapté à la pratique.

Les discussions sur un territoire défini comme pertinent peuvent alors, par leur mise en œuvre et les conclusions tirées de l'expérience, apporter des éléments pour argumenter les principes généraux. Ainsi, certaines questions qui, au plan de la théorie et de l'organisation générale, suscitent des débats peuvent, dans le cadre d'un projet coordonné, trouver des réponses simples, comme le montre l'exemple des relations entre le sanitaire et le social en psychiatrie. S'il est essentiel de poser les grandes lignes de partage entre le sanitaire et le social, au niveau national, ne serait-ce que parce que les interlocuteurs ne sont pas les mêmes, que les modes de financement sont différents, chacun connaît cependant les limites d'un tel exercice. Dans la pratique, la frontière entre les différentes dimensions de la prise en charge est parfois ténue. Les lois de 1975[1], qui posent une limite entre le sanitaire et le social, répondaient à des difficultés de fonctionnement reconnues et donc à une nécessité, mais elles ont également engendré des rigidités et de nouvelles difficultés largement dénoncées. C'est qu'au-delà de principes généraux la mise en œuvre pratique relève largement des ressources locales, de la façon dont des collaborations peuvent se nouer. L'espace local, qui permet des discussions réelles entre les partenaires soignants et les gestionnaires, peut donner les conditions d'une créativité qui, parce qu'elle est discutée et repose sur des engagements des professionnels, apporte les garanties dans sa mise en œuvre d'une évaluation et d'ajustements possibles.

---

1. Lois n° 75-534 d'orientation en faveur des personnes handicapées et n° 75-535 relative aux institutions sociales et médico-sociales.

Le modèle présenté ici est celui d'une application d'une organisation des soins fondée sur un projet soignant qui, en tenant compte des grands principes posés au niveau national et des priorités régionales, propose à un niveau local des solutions originales, adaptées aux besoins réels de la population. Ce positionnement implique que l'ensemble de la logique de l'organisation des soins et le rôle de l'ensemble des professionnels se modifient pour que le projet soignant trouve les conditions de sa mise en œuvre dans une démarche qui apporte aux gestionnaires les garanties de faisabilité indispensables à un engagement.

LE RÉSEAU : UNE NOUVELLE ORGANISATION
FONDÉE SUR DES PROJETS SOIGNANTS

L'expérience en réseau que nous avons initiée il y a quatre ans a été l'occasion d'un échange avec l'ensemble des acteurs de santé, qu'il s'agisse de psychiatres d'« écoles » différentes, de psychologues, de médecins, au premier chef de médecins généralistes, d'infirmiers, de partenaires du champ social et d'associations d'usagers ou de familles de patients, au premier rang desquelles l'UNAFAM. Construire les conditions d'un tel échange n'est pas chose facile. En effet, nous avons vu la violence de certaines oppositions théoriques que les professionnels, dans leur exercice et leurs références, véhiculent. Le débat réel de ces professionnels n'est possible que parce que chacun rencontre des limites dans son exercice propre. La fréquence actuelle des « passages » d'un professionnel à l'autre à laquelle les individus eux-mêmes confrontent les professionnels du soin y contribue fortement. Les « outils » nécessaires pour construire cet espace sont sans doute divers et dépendent des caractéristiques locales des partenariats, mais l'un d'eux constitue une condition nécessaire à sa mise en place. Nous l'appelons l'« éthique » du réseau. Cette éthique repose sur le postulat que les pratiques mises en œuvre par chaque professionnel sont, à certains égards, légitimes. Elles ne peuvent être disqualifiées au nom d'un principe « du meilleur soin » qui, nous l'avons vu, n'existe pas et qui constitue d'ailleurs l'objectif de la confrontation. Ces différences dans les pratiques s'appuient sur une formation et un exercice spécifique dont la réalité ne peut être contestée. Elles comportent un savoir souvent implicite chez les professionnels, reposant sur une expérience vécue. Les groupes de travail qui réunissent, autour d'une thématique spécifique, les professionnels s'appuient sur ce savoir implicite qu'il s'agit de partager pour qu'une vision plus objective et plus globale de la trajectoire de soins des patients émerge. Le partage de savoirs est une source de satisfaction pour les acteurs de santé. Il permet de nuancer « naturellement » les positions des uns et des autres, et crée les conditions d'un corpus commun de connaissances issues des pratiques nécessaire à l'élaboration de projets partagés. L'un des constats de ce partage a été la difficulté de préciser la spécificité de chacun dans l'offre de soins.

Cette modalité de travail en commun impose en effet que l'identité de chacun des partenaires soit clairement spécifiée. En effet, le réseau constitue le lieu par excellence où la question « qui fait quoi ? » ne peut rester sans réponse.

En l'absence d'une identité forte, la psychiatrie voit en effet ses missions se diluer dans celles d'autres professionnels. Le modèle bio-psychosocial auquel elle se réfère semble conduire à accorder au psychiatre un métier de médecin, de psychologue et de travailleur social selon ses intérêts, ses dispositions et les nécessités qu'il rencontre sur le terrain.

La psychiatrie, en retour, tel un boomerang, manifeste la crainte de voir son métier repris par d'autres professionnels, médecin généraliste ou psychologue. C'est méconnaître l'identité du métier de psychiatre. Ce livre a cherché à montrer sa grande spécificité pour peu que la psychiatrie accepte de réellement définir ce qu'elle entend par modèle bio-psychosocial, et de clairement décliner les conséquences, dans sa pratique, du modèle multifactoriel des troubles qu'elle postule.

Le modèle psychiatrique que nous proposons ne permet pas seulement d'offrir à la discipline les moyens de se définir en gardant l'ensemble de ses acquis. Il permet de spécifier l'identité du psychiatre par rapport aux autres acteurs impliqués dans l'organisation de l'offre de soins, au premier chef les médecins et les psychologues.

Le psychiatre n'est ni psychologue ni psychanalyste. Pourtant, la connaissance et l'utilisation qu'il fait de la lecture psychanalytique lui permettent de posséder une grille de lecture commune avec eux autorisant un dialogue et une confrontation notamment sur des situations concrètes. Il y a fort à penser que sa manière de « pratiquer » la psychanalyse n'est pas tout à fait superposable à celle des autres professionnels qui l'exercent s'il conserve une pratique de psychiatre. Cette diversité d'exercices permet d'envisager des complémentarités fructueuses et d'élargir l'éventail de réponses offertes aux personnes. De la même manière, le psychiatre n'est ni systémicien ni cognitivo-comportementaliste. Il peut posséder cette compétence, mais son métier ne l'impose pas et ne s'y réduit pas. Dans l'exercice de cette compétence, là encore, il est probable qu'en tant que psychiatre sa manière d'utiliser telle ou telle technique de soins sera différente de la façon dont d'autres professionnels la mettront en œuvre.

Le psychiatre n'est pas un médecin comme les autres. Pourtant, il partage avec eux une éthique du soin et des connaissances proprement médicales des troubles et de l'exercice de la médecine. Concernant la relation thérapeutique dont chaque médecin connaît l'importance, il apporte une connaissance spécifique des enjeux et des attentes mutuelles du malade et du praticien que sa lecture psychanalytique lui autorise. En cela, il est un interlocuteur de choix pour les médecins en difficulté dans la gestion de la relation thérapeutique et du suivi de patients psychiatriques.

Enfin, l'infirmier en psychiatrie, bien que possédant un exercice très différent de celui du psychiatre, partage avec lui des acquis et une expérience commune des soins. C'est de cette logique commune que son rôle peut être spécifié par rapport à celui des psychiatres.

La question, pour chacun de ces métiers et pour les professionnels possédant en commun certaines pratiques de soins, est celle des connaissances requises pour pouvoir y prétendre. Cette question concerne les universités ou les écoles qui les enseignent. Elle fait l'objet de nombreux débats dont le cadre de ce livre ne peut pas rendre compte.

Mais c'est en pratique et dans le cadre d'un espace de coordination et de confrontation que la question exige d'être abordée et qu'elle peut l'être d'une manière fructueuse. Le réseau, pour peu qu'il respecte les principes d'un partenariat réel, dont la gestion doit témoigner, rend possible un débat sur toutes ces questions. Plus largement, dans un réseau de santé mentale dont l'identité sanitaire ne doit pas masquer l'objectif de santé publique qui l'anime, le débat doit s'ouvrir avec bien d'autres acteurs que les seuls professionnels du soin.

Le psychiatre n'est pas un travailleur social. Dans son rapport avec les partenaires du champ social, c'est de sa logique proprement psychopathologique que le psychiatre pourra engager le dialogue avec eux. De la même façon, c'est de cette logique, qui constitue son identité et sa mission, que le psychiatre pourra réfléchir avec les patients eux-mêmes et leurs familles sur la pertinence de nouvelles modalités d'offre de soins.

Pour qu'une telle confrontation soit possible, c'est la logique même du travail en commun qui doit changer. Seul un cadre qui respecte résolument les spécificités de chacun des acteurs, sa vision propre du champ, ses contraintes d'exercice et ses compétences permet un débat pouvant aboutir à des solutions réellement acceptables par tous.

L'illusion qu'un réseau informel de correspondants permet cette complémentarité méconnaît les exigences d'un réel partenariat. En effet, le choix des correspondants dans une collaboration informelle repose sur des affinités qu'un vrai réseau de coordination vise à dépasser. Dans le réseau, l'altérité n'est pas évitée mais utilisée pour débattre et dégager les vraies difficultés rencontrées dans la prise de décision. Ainsi, il est un lieu d'expression de la crise entre professionnels particulièrement visible mais également particulièrement propice à l'élaboration de réponses fondées sur une réelle complémentarité. En effet, c'est en se confrontant ensemble à des questions qui engagent la responsabilité des professionnels dans leur exercice même (et non seulement dans des discours sans portée immédiate sur la pratique) que les conditions pour y répondre sont réunies en revenant à l'essentiel : le soin au patient. C'est de la confrontation de lectures différentes portées sur des situations réelles que peut émerger un consensus sur les modalités de réponse que l'offre de soins doit privilégier.

L'espace de coordination de l'ensemble des professionnels qu'offre une organisation en réseau comporte bien des avantages. Nous n'en citerons que trois.

Le premier est de centrer les débats sur les besoins réels. La nécessité de les définir et de les évaluer est l'un des fondements méthodologiques essentiels du réseau. Ce dernier doit partir des besoins réels et non des besoins tels que chaque professionnel se les représente en fonction de sa vision des pathologies restreinte à son exercice. C'est pourquoi, dans le réseau de santé mentale Yvelines Sud, le recours à des enquêtes de besoins et de satisfaction de la population constitue l'un des appuis essentiels de la réflexion.

Le deuxième avantage d'un travail en réseau repose sur le principe selon lequel chacun parle en son nom propre. La présence effective de l'ensemble des catégories d'acteurs de santé permet une connaissance mutuelle réelle, non entachée des représentations que la méconnaissance autorise. Là encore, l'exhaustivité des acteurs dans les groupes en charge d'élaborer une réponse face à un besoin identifié est une exigence incontournable. De même, la diffusion très large de l'avancement de la réflexion de ces groupes permet à l'ensemble des acteurs de pouvoir y participer. Enfin, une connaissance approfondie des conditions d'exercice et des spécificités de fonctionnement des différents acteurs est essentielle dans l'élaboration des réponses. À ce titre, des enquêtes d'activité et de satisfaction des professionnels permettent de connaître l'état réel des ressources, non pas en termes quantitatifs (logique de structure) mais en termes qualitatifs (logique et contraintes de fonctionnement).

Le troisième avantage découle du précédent. La connaissance mutuelle qu'autorise le réseau conduit tout naturellement, d'une part, à poser une modalité d'échange fondée sur le respect mutuel permettant d'entendre les apports et les limites de chacun et, d'autre part, en construisant un « discours commun », de donner un contenu à la notion de partenariat. En effet, travailler en partenariat avec des professionnels d'autres champs que le sien impose de s'entendre (dans le sens de se comprendre) suffisamment pour que les échanges autour des patients soient intelligibles et fructueux.

L'enjeu d'un réseau nous semble résider dans sa capacité à produire un nouvel « objet » clinique et à permettre, en pratique, de penser la complémentarité des pratiques dans la prévention, le soin et la réinsertion, et, au-delà, la spécificité de la place de chacun des acteurs de santé dans l'offre de soins.

Quelques exemples issus de l'expérience du Réseau de promotion pour la santé mentale dans les Yvelines Sud[2] per-

---

2. Le Réseau de promotion pour la santé mentale dans les Yvelines Sud couvre un territoire de 600 000 habitants, soit huit secteurs de psychiatrie adulte. Il est composé de quatre établissements de santé (un centre hospitalier spécialisé, un institut mutualiste — MGEN —, un centre hospitalier général comprenant un service hospitalo-universitaire de psychiatrie, une clinique privée), une association de médecins généralistes, une association de psychiatres libéraux et une association de psychologues libéraux. Il travaille en partenariat avec les acteurs du camp social, de l'Éducation nationale, de la Justice et les associations de patients et familles de patients.

mettront d'illustrer comment un réseau peut s'appuyer sur des projets de soins élaborés de manière partenariale.

Dans ce réseau, les projets sont élaborés en commun. Impliquant l'ensemble des acteurs de santé, ils imposent une coordination large et un débat entre professionnels d'exercices différents, pour que la réponse offerte soit compatible avec l'ensemble de ces lectures et réaliste en regard des exigences des exercices respectifs.

Confronté comme partout en France à l'insuffisance de réponses aux besoins de prise en charge psychothérapique, le réseau a déposé une demande de « rémunérations spécifiques » pour des patients pouvant bénéficier du remboursement de leur psychothérapie auprès de psychologues libéraux, actuellement non remboursés par l'assurance maladie. Ce projet, expérimental dans la mesure où il s'inscrit dans un partenariat complexe entre psychologues libéraux, médecins généralistes, psychologues institutionnels et psychiatres, implique de faire la preuve de son intérêt et de sa capacité à répondre aux besoins en améliorant la qualité de l'aide apportée à la personne et sans altérer l'exercice des professionnels qui y seront impliqués. Ce projet conduit tout naturellement à des questions sur l'argent et la psychothérapie, les apports respectifs des différentes approches psychologiques, la complémentarité des approches et notamment du traitement médicamenteux et d'un travail psychologique, et, au-delà, la question des prises en charges impliquant plusieurs professionnels.

Comme le dit B. Brusset, « idéalement, la psychothérapie pour être et rester psychanalytique, exclut les interventions sur l'environnement, les contacts avec l'entourage, la prescription de médicaments, la prise en compte des problèmes somatiques et sociaux, mais les situations cliniques concrètes peuvent le nécessiter, ne serait-ce qu'un temps[3] ».

---

3. B. Brusset, *op. cit.*, p. 38.

Afin de protéger le cadre de la psychothérapie ou de la psychanalyse, il est habituel, dans certains cas, de proposer toute une gamme de « cothérapies ». Ce sont les principes de choix et les modalités de ces cothérapies qui doivent être réfléchis et évalués en commun.

L'insuffisance de temps pour assumer les nécessaires prises en charge psychothérapiques dans les situations où une double prise en charge ne paraît pas pertinente pourrait conduire le psychiatre à adresser systématiquement le patient à un psychologue pour le suivi psychothérapique sans se questionner plus avant sur la pertinence psychopathologique de cette décision. Dans le cadre du réseau de soins que nous avons initié, nous espérons que cette discussion puisse s'étayer sur des bases résolument psychopathologiques pour répondre à la question « pour ce patient précis, faut-il préférer une double prise en charge ou le même praticien doit-il assurer le rôle psychothérapique et la prescription médicamenteuse ? » ou « quel est le professionnel le plus adapté à cette prise en charge ou quels sont les professionnels les plus adaptés à une double prise en charge ? ». Une confrontation des pratiques de soins est une fois de plus nécessaire pour observer et évaluer les critères de décision comme l'influence de ce choix pour le devenir du patient.

C'est la raison pour laquelle ce projet est considéré par les professionnels du réseau comme un projet de recherche clinique et est financé en partie par des fonds de recherche.

À l'occasion de ce projet, une évaluation, habituelle dans le réseau, des ressources en matière d'offre de soins a montré l'insuffisance d'offre en matière notamment de thérapie systémique, de thérapie cognitivo-comportementale ou d'approches psychothérapiques autres que psychanalytique dans la zone géographique du réseau. Le réseau s'est donné pour objectif, à cette occasion, d'aider le développement de ces compétences. Mais cette évaluation a également permis de mieux faire connaître à l'ensemble des professionnels du réseau les spécificités et les compétences de professionnels restées méconnues localement.

Le deuxième exemple concerne l'interface entre les champs sanitaire et social. Confronté aux demandes issues du champ social, le réseau a proposé que les huit secteurs de psychiatrie adulte se mutualisent pour apporter aux travailleurs sociaux une réponse la plus adaptée possible à leurs attentes. Cette mutualisation a abouti à la création d'une équipe de liaison mobile, formée de deux psychiatres à mi-temps et de deux infirmières à mi-temps issus des différents établissements publics. La spécificité de la mission de cette équipe tient à la nature du partenariat élaboré avec les travailleurs sociaux. L'objectif en effet n'est pas de répondre « à leur place » aux difficultés psychologiques ou psychiatriques qu'ils peuvent rencontrer chez les personnes qu'ils reçoivent mais de les aider à y répondre. Par ailleurs, cette équipe peut, à la demande des différents secteurs, intervenir dans des situations qui engagent l'équipe sanitaire pour améliorer l'interface avec le champ social et faciliter le « passage » d'un champ à l'autre pour les patients. La collaboration des acteurs de soins avec les professionnels qui constituent le champ social et médico-social repose sur une logique de partenariat et non de quelconque « subordination ». C'est en gardant leur place respective d'équipe sanitaire et d'équipe sociale, et en respectant les spécificités propres à chacune, qu'ils pourront rendre possibles et satisfaisants la pertinence des projets et l'engagement réel des acteurs. C'est dans le même esprit partenarial qu'un projet coordonné, transsectoriel, d'hébergement en direction des patients issus du circuit sanitaire a pu être travaillé, et des innovations envisagées non seulement avec les travailleurs sociaux, mais également avec l'ensemble des associations en charge de structures médico-sociales. Un partenariat étroit a ainsi pu se nouer avec certaines associations particulièrement impliquées dans l'accompagnement de patients psychiatriques, au premier rang desquelles l'association UNAFAM.

Il n'est pas dans l'objectif de ce livre de présenter plus avant le fonctionnement et les réalisations du Réseau santé mentale Yvelines Sud. Le but est ici, en prenant appui et exemple sur cette expérience unique en France, de montrer en quoi l'espace de coordination et de débat que le réseau autorise permet de répondre aux nécessités de partage et de dialogue entre acteurs de santé. Cette conception partenariale est de nature à constituer une force de proposition et d'innovations recevables par les pouvoirs publics du fait de la pertinence « technique » qu'elle représente. Au-delà, nous l'avons déjà dit à de nombreuses reprises, pour les différentes professions impliquées dans la santé mentale, le réseau constitue une opportunité de réfléchir sur ses propres pratiques. Nous avons tenté de le faire, de notre place de psychiatre, pour notre discipline.

LE RÉSEAU : UN MOUVEMENT SOCIAL QUI OFFRE DE NOUVEAUX ESPACES DE DÉFINITION D'UNE ORGANISATION DES SOINS

Le terme de réseau est ambigu. Il a longtemps été et reste encore parfois connoté de façon négative, impliquant un caractère souvent occulte dans le cas de réseaux liés à la mafia ou de réseaux d'initiés cherchant à faire du profit de façon illicite ou encore de réseaux de minorités cherchant à déstabiliser des États. Par son caractère « caché », il évoque la capacité de lutter, par des moyens non officiels, non reconnus, contre les pouvoirs en place. Cela était également le cas, de façon connotée alors très positivement, lorsqu'il a été le symbole de la Résistance durant la Seconde Guerre mondiale. Le réseau a ensuite pris un sens plus technique avec le développement des réseaux de télécommunication avant de prendre une expansion dans le langage courant à la faveur des possibilités apportées par les réseaux d'information, puis par la façon dont les sociologues, notamment, se sont emparés du terme pour analyser les évolutions globales de la société.

C'est bien dans le sens où il est avant tout un mouvement social qui périme les modes d'organisation anciens que le terme de réseau est ici employé. Les nouvelles valeurs des organisations en réseau, surtout analysées dans le monde de l'entreprise, répondent en effet de façon étonnante aux problématiques de l'organisation des soins en santé mentale.

Le domaine de la santé s'est ouvert à ce terme progressivement. Des prémices de « réseaux » avaient été mises en place dans la prise en charge de la tuberculose, mais ce sont les organisations promues pour répondre aux problèmes posés par le sida qui ont véritablement introduit ce terme dans le paysage sanitaire. Il a ensuite été développé pour améliorer la prise en charge de personnes désocialisées, pour lesquelles la continuité des soins imposait une coordination entre différents partenaires du champ sanitaire et du champ social, avant de prendre une existence juridique dans le cadre des ordonnances du 24 avril 1996 et d'apparaître comme une solution privilégiée à de nombreux problèmes de la santé. Les ordonnances de 1996 prévoyaient deux types de réseaux : d'une part, des réseaux ville-hôpital, principalement orientés vers l'instauration de collaboration entre acteurs de soins différents, d'autre part, ceux connus sous le nom de réseaux Soubie et dont l'objet était d'expérimenter des dérogations tarifaires, dans le cadre de mise en place de protocoles de soins entre partenaires différents permettant d'allier une approche économique et une nouvelle prise en charge de patients. Ces derniers types de réseaux ont été abandonnés dans la forme initialement prévue, le nombre de dossiers apportant les garanties globales nécessaires s'avérant trop limité. Mais de nombreux professionnels ont néanmoins créé des réseaux, en particulier pour certaines spécialités et pathologies à caractère souvent chronique (asthme, diabète...).

Dans ce mouvement, la psychiatrie est restée globalement en retrait, voire hostile, les psychiatres de secteur expliquant que ce mode de travail n'était pas vraiment novateur mais avait déjà été mis en place dans le cadre des collaborations développées par le secteur de psychiatrie. Le réseau ne serait alors qu'un nouveau mot recouvrant une réalité ancienne, dont la psychiatrie pouvait s'enorgueillir d'avoir été le précurseur dans le domaine sanitaire, du fait de l'attention qu'elle avait portée aux dimensions de prévention, d'intégration et pas seulement de soins, dans le cadre d'une approche globale du patient.

Cette approche des réseaux n'est pas celle qui est ici retenue, non pas parce que son application n'a pas été pertinente pour les patients et les professionnels qui en ont bénéficié, mais parce qu'elle ne répond pas aux questions posées actuellement par l'organisation des soins en psychiatrie. Il ne s'agit pas en effet de définir des protocoles de soins précis pour telle ou telle pathologie, mais de penser différemment l'organisation des soins sur un territoire donné, c'est-à-dire de permettre à un projet soignant, coordonné, évolutif, impliquant l'ensemble des acteurs concernés, de se déployer sur tous les thèmes qui relèvent de la santé mentale.

Il s'agit donc de définir les conditions d'un nouveau positionnement des acteurs et de nouveaux critères d'accompagnement et de contrôle des projets. Privilégier d'emblée une approche trop directement opérationnelle des réseaux et se limiter, dans sa définition, au développement de collaborations entre acteurs de soins ou entre acteurs de soins et acteurs du champ social, c'est se priver d'en mesurer véritablement la portée et de prendre le temps d'anticiper l'ensemble des évolutions induites.

Le réseau est avant tout un nouveau mode de relation, de rapport au travail, dont la pertinence n'a pas été d'abord démontrée dans le domaine de la santé et qui bouleverse les rapports des acteurs avec les cadres de travail traditionnels. Plus qu'une nouvelle organisation, le réseau est en effet un mouvement qui reflète un changement des valeurs, des motivations. De la prise en compte de ces nouveaux comportements au travail découle la nécessité de redéfinir les outils de gestion et d'accorder une place plus importante aux projets soignants pour définir les principes d'organisation et de régulation de l'offre de soins. C'est par cette modification des comportements des acteurs que le réseau, conçu dans cette perspective, apporte une réponse à la crise actuelle de la psychiatrie.

La révolution culturelle opérée par les réseaux dans la société et dans le monde de l'entreprise a été décrite récemment par de nombreux analystes. Deux études sur le monde de l'entreprise, *Le Nouvel Esprit du capitalisme* de Luc Boltanski et Ève Chiapello, et *La Société en réseaux* de Manuel Castells, sont particulièrement pertinentes pour comprendre en quoi le réseau, parce qu'il répond réellement à des attentes des acteurs au travail, est adapté aux problématiques rencontrées actuellement par l'organisation de la santé en général et singulièrement de la santé mentale, indépendamment de ces apports dans une prise en charge globale du patient.

Afin de comprendre « le nouvel esprit du capitalisme », Luc Boltanski et Ève Chiapello[4] présentent une analyse de la littérature sur le management au cours des quarante dernières années. L'objet est ici de montrer comment cette période a été marquée par un changement de valeurs radical dans le comportement et la motivation des hommes au travail et de mettre en avant les réponses adaptées aux attentes des individus. Les changements décrits concernent le fondement même des organisations. Les auteurs rappellent les maîtres mots du management à partir des années 1960 et jusqu'aux années 1980 et qui étaient le développement de l'« encadrement », des outils de « planification », de « l'évaluation quantifiée ». Ce sont

---

4. L. Boltanski et E. Chiapello, *Le Nouvel Esprit du capitalime*, Paris, Gallimard, « NRF Essais », 1999.

bien ces principes qui ont été mis en œuvre, à cette époque, dans le domaine de la santé et particulièrement dans les hôpitaux où l'on a assisté au développement d'un nouveau corps d'encadrement, dans le domaine de l'administration et des soins, ces derniers prenant une place de plus en plus importante pour organiser la gestion effective des services de soins, dans le domaine de la gestion du personnel comme dans celui des équipements. Les éléments d'une planification rigoureuse ont été d'autant plus importants en psychiatrie qu'ils palliaient une approche insuffisante des projets médicaux. Par l'attention particulière portée aux éléments de définition des équipements et de structures, l'organisation des soins en psychiatrie reprenait effectivement les éléments décrits comme les outils de management dans les années 1960 à 1980. Cependant, les limites de cette politique appliquée à la santé mentale se sont manifestées très vite, comme l'a montré la difficulté de définir un système d'information performant adapté à la psychiatrie ou la diversité, en pratique, de l'utilisation des équipements mis en place par les secteurs de psychiatrie. Par ailleurs, les limites des outils de planification telles que la carte sanitaire ont très vite été évidentes, en psychiatrie comme dans l'ensemble des disciplines médicales.

Les discours récents du ministre de la Santé montrent d'ailleurs une réelle prise en compte de ce constat puisqu'ils prévoient la suppression de la carte sanitaire afin « de ne plus enfermer les établissements dans des indices désuets et sans lien avec la réalité[5] ».

Mais l'analyse des écrits sur le management dans les années 1990 montre un retournement radical dans les dispositifs proposés pour atteindre l'efficience, dans les organisations comme dans l'acquisition des compétences. Les éléments fondateurs du nouveau management sont le refus de la hiérarchie, de la « planification, jugée rigide et fondée sur de froides données quantitatives qui ne rendent

---

5. Discours du ministre Matteï, 26 juin 2003.

pas compte de la "vraie réalité" et contre toutes les instances associées à l'autorité[6] ». Au contraire sont promues les « entreprises maigres, travaillant en réseau, avec une multitude d'intervenants, une organisation du travail en équipe ou par projet, orientée vers la satisfaction du client et une mobilisation générale des travailleurs grâce aux visions de leurs leaders ». Les maîtres mots deviennent : refus de la hiérarchie, de l'encadrement, de la planification, multiplicité des contacts, rôle du leader, évolutivité.

Le refus de la hiérarchie est la conséquence d'une revendication de privilégier les liens contractuels, individuels, autour d'un projet, des liens qui sont plus ou moins durables, qui peuvent exister le temps du projet, se reporter sous une autre forme dans le cadre d'un nouveau projet ou disparaître quand le projet est mené à son terme ; les équipes deviennent alors le lieu d'une autorégulation, elles s'organisent et se contrôlent elles-mêmes pour mener à bien leur projet. Celui qui est légitime pour organiser ces personnes autonomes, auto-organisées et créatives n'est plus le chef hiérarchique, nommé statutairement, ce n'est sûrement pas non plus le cadre qui tire sa compétence de l'organisation bureaucratique et dont les compétences ne sont pas « professionnelles » au sens de la connaissance de la discipline ; celui qui est reconnu comme légitime, c'est le « leader ». Si peu de choses sont écrites sur la façon dont émergent ces leaders, leurs qualités sont, elles, largement décrites. Ils ne tirent pas leur légitimité d'une position dans une institution ni d'une nomination officielle. « C'est de leurs qualités personnelles qu'ils tirent l'autorité qui fait d'eux des leaders, non d'une quelconque position statutaire [...]. L'autorité qu'ils acquièrent sur leurs équipes est liée à la confiance qui leur est accordée grâce à leurs qualités de "communication" et d'"écoute", qui se manifestent dans leur face à face avec les autres[7]. »

———————————

6. *Ibid.*, p. 113.
7. *Ibid.*, p. 122.

Ce retournement des valeurs au travail a trois conséquences : d'une part, le centre de l'action est bien le projet et non l'institution ; ce qui compte, c'est qu'un projet aboutisse et que sa réalisation permette, si possible, de nouer d'autres relations qui pourront s'unir autour d'un nouveau projet. Cet investissement dans les relations interpersonnelles autour d'un projet implique que le cadre posé par l'entreprise perd de sa pertinence, l'organisation par projet créant elle-même les liens nécessaires entre des professionnels, indépendamment des frontières institutionnelles. D'autre part, la nature des relations entre les acteurs unis par un même projet change, ce qui implique, en matière de management, que les critères d'évaluation des agents au travail changent également pour s'adapter aux nouveaux critères d'évaluation de l'efficacité et de la pertinence des comportements. La différence essentielle tient dans la disparition de la distinction entre sphère professionnelle et sphère privée. Le leader et, plus généralement, les professionnels capables de travailler ensemble autour de projets tirent leur compétence de qualités qui sont autant personnelles que professionnelles. « L'élaboration d'une vision de l'avenir de l'entreprise, la conception d'une stratégie, l'animation d'équipes de travail, la création d'un réseau de relations en appellent à des qualités qui vont très au-delà de la seule compétence technique et qui mobilisent la personnalité tout entière[8]. » Cette évolution « exige de nous que nous renoncions au partage entre l'homme professionnel et l'homme privé, entre le rationnel et l'intuition, entre le naturel et l'artificiel, entre le cerveau et le cœur[9] ». C'est tout un système de valeur et un code de reconnaissance de l'autre et de la valeur de sa parole qui prennent forme. Celui qui est performant dans le monde en réseau, c'est celui qui sait être en lien et faire bénéficier les autres de ses relations, c'est celui qui sait partager, débattre, qui

---

8. *Ibid.*, p. 116.
9. *Ibid.*, p. 132.

prend les nouvelles idées pour les faire fructifier, c'est un homme de confiance. La troisième conséquence est l'apparition à une place centrale de la notion de *confiance*, qui prend dès lors une importance capitale puisque ce n'est plus la crainte de la hiérarchie ou le contrôle de l'encadrement qui garantissent l'investissement dans le travail et l'implication au service du projet.

La transposition de cette analyse au fonctionnement actuel des institutions de soins et de la santé mentale en particulier est très riche. Elle apporte un nouveau regard sur les difficultés rencontrées, sur le malaise au travail qui est dénoncé dans les institutions hospitalières depuis de nombreuses années et dont les raisons ont été trop souvent cherchées dans la compréhension du fonctionnement interne du monde de la santé. Certes, c'est bien le fonctionnement hospitalier qui apparaît inadapté aux attentes de ses acteurs, mais, pour le comprendre et mesurer les changements nécessaires, il est important de prendre la mesure du mécontentement et l'ampleur des changements proposés par les professionnels du management dans le monde des entreprises.

Cette approche, souple, changeante, décrite par L. Boltanski et È. Chiapello comme la conception du management depuis les années 1990, est radicalement opposée à la pratique hospitalière actuelle, malgré les nombreuses tentatives qui se sont succédé pour réformer l'hôpital. Au-delà des modalités d'organisation de la planification ou de l'évaluation, c'est la nature même des relations et de l'organisation interne de l'hôpital qui reste fondée sur des valeurs de hiérarchie et de position statutaire. De nombreuses enquêtes ont montré le malaise des médecins dans ce fonctionnement hiérarchique. En effet, si la hiérarchie existe, et de façon forte au sein de la communauté médicale, ce n'est pas, malgré toutes les tentatives pour former les médecins au management et à l'organisation, sur la base d'une légitimité fondée sur une compétence organisationnelle. La hiérarchie médicale reste une légitimité professionnelle.

L'organisation hospitalière fondée sur l'encadrement, l'évaluation quantifiée, la planification, a permis une modernisation incontestable des établissements et une intégration des démarches de qualité dans les domaines aussi divers que l'hygiène, la restauration, la maintenance des équipements... Dans le cadre de contraintes budgétaires importantes, cette organisation a montré sa pertinence, mais elle a également engendré une démotivation certaine. La fuite des personnels médicaux en dehors des établissements hospitaliers et le choix de l'installation en libéral, particulièrement forte en psychiatrie, sont sans doute en partie aussi le témoignage d'un désenchantement des médecins dans une institution au sein de laquelle ils ont le sentiment de ne pas participer aux choix ni d'avoir de marge de manœuvre possible, que ce soit dans l'évolution globale de l'institution ou dans les évolutions de leurs services. Des enquêtes récentes ont ainsi montré que les médecins avaient le sentiment que la communauté médicale n'existait plus, que le pouvoir de la commission qui les représente était largement fictif, dans un milieu où les commissions se multiplient et où le fonctionnement bureaucratique et gestionnaire guide les choix. À la lumière de l'analyse des valeurs de management des années 1990, on mesure combien l'organisation hospitalière actuelle est peu propice à la créativité, à l'émergence de leaders, au développement de relations autour de projets nouveaux, susceptibles de prendre forme et d'être accompagnés rapidement dans leur mise en œuvre. La notion de frontière, frontières de l'établissement, frontières entre le public et le privé, frontières au sein de l'établissement entre services, entre l'administration et les services de soins, reste forte. Le délai de la décision hospitalière est devenu long, donc peu propice à la créativité. Entre le moment où une idée émerge, celui où elle mobilise les acteurs, le temps de passage dans les différentes commissions qui doivent intervenir et donner un avis et la budgétisation de l'idée, il s'est généralement écoulé plus d'un an. Si le projet implique une intervention des règles de la planification, la faisabilité se compte alors en années.

Cette crise du fonctionnement de l'hôpital a été perçue par les pouvoirs publics il y a plusieurs années. La multiplicité des analyses sur la nécessité de réformer l'hôpital converge vers le diagnostic de manque de souplesse des institutions. Les réformes des années 1990[10] témoignent de cette volonté de changer, d'introduire davantage de souplesse dans les décisions et de promouvoir une culture des relations contractuelles, fondées sur des projets.

Les moyens de ces réformes se sont appelés projets d'établissement, contrats d'objectifs et de moyens, et créativité dans l'organisation interne des établissements. Sur le plan de l'organisation interne, la souplesse a été pensée pour une plus grande liberté des acteurs afin de s'organiser dans le cadre traditionnel des services de soins, de départements ou de fédération. La fonction de chef de service n'était plus conçue comme une promotion à vie, mais comme le résultat d'un contrat passé pour cinq ans entre un médecin qui proposait un projet et l'institution, contrat en quelque sorte confirmé par la nomination ministérielle. La notion de contrat devait également intervenir dans la conduite interne des établissements par des démarches de décentralisation de la gestion au sein des établissements.

Les relations entre les établissements et les tutelles devaient être également régies par une démarche contractuelle dans le cadre de la signature de contrats d'objectifs et de moyens signés pour plusieurs années entre les agences régionales de l'hospitalisation et les établissements hospitaliers. Selon les termes du directeur des Hôpitaux, « il s'agissait, dans l'esprit du législateur [...], de répondre à des attentes très fortes, et fortement manifestées, de reconnaissance du professionnalisme, d'un nouvel environnement et

---

10. Loi du 31 décembre 1991 et ordonnances du 24 avril 1996.

d'une évolution sociologique et culturelle autour du soin à l'hôpital. Il s'agissait de mieux prendre en compte les attentes des professionnels eux-mêmes [...]. Il s'agissait enfin de voir que l'organisation de l'hôpital telle qu'elle était, notamment la ligne hiérarchique et les relations entre les différents acteurs, était établie sur des modes obsolètes, de réfléchir sur les relations avec la tutelle pour constater que le système était mal adapté aux enjeux et à l'évolution de l'époque[11] ». La justesse de l'analyse et la convergence des constats avec ceux des comportements au travail de façon plus générale sont remarquables. Pourtant, plus de dix ans après les premiè-res réformes, le constat est rude : « Par rapport à ces espaces de liberté ouverts au début des années 1990 et parfois mal utilisés, la contrainte économique a fait pro-céder à un retour de balancier : en 1996-1998, les pou-voirs publics ont repris les choses en main en réaffirmant les contraintes, en créant des obligations ou en refermant les espaces de liberté[12]. » La conclusion de cet article exhorte « les acteurs à prendre des initiatives même à titre expérimental » et à « proposer des outils d'évalua-tion ». Dans le même esprit, dans un discours récent du mois de juin 2003 du ministre de la Santé consacre un pan entier à « une démarche de projets pour moderniser la gouvernance hospitalière ».

La conscience de l'inadaptation de l'institution hospi-talière à la créativité et aux aspirations des acteurs est donc forte. Ceux-ci ont d'ailleurs multiplié les cris d'alarme. Les médecins ont en particulier maintes fois dénoncé le poids des contraintes administratives de l'hôpi-tal et leur démotivation. La question est donc de compren-dre pourquoi les espaces de liberté ainsi créés n'ont pas été

---

11. E. Couty, « Qu'ont fait les acteurs des espaces de liberté de la loi de 1991 ? », *in* M. Cavalier, R. Dalmasso, J.-J. Romat et coll., *Médecins, directeurs : un PACS pour l'Hôpital ?*, Paris, Érès, « Action Santé », 2002, p. 12.
12. *Ibid.*, p. 23.

pris d'assaut et quels seraient les moyens d'apporter une réponse adaptée.

La réponse s'impose à partir de l'analyse de ce que sont réellement les réseaux : dans ce cadre, c'est l'ensemble des éléments qui change. Il ne s'agit pas de donner un peu de liberté dans un espace contraint sans changer la logique de la hiérarchie ou les critères d'évaluation. Il ne s'agit pas d'un replâtrage de surface qui préserverait les anciennes logiques dans une enveloppe plus souple. Il s'agit de penser autrement l'ensemble des processus et de prendre acte des changements de compétence des acteurs au travail. Dans les outils des réformes hospitalières, le caractère fictif de la notion de contrat a été dénoncé très vite, qu'il s'agisse de la contractualisation interne aux établissements ou de la contractualisation externe.

Dans le cadre d'un établissement, le contrat entre un directeur et un chef de service, tout comme au niveau régional les contrats entre les agences régionales de l'hospitalisation et les établissements restent des contrats entre inégaux sans qu'un « tiers garant » du respect du contrat par l'une et l'autre partie ne soit prévu. Si le chef de service ne respecte pas les termes du contrat, le directeur peut intervenir, mais, si c'est la direction qui ne les respecte pas, le chef de service ne peut que protester sans avoir véritablement de recours. Par ailleurs, les gains obtenus dans le cadre d'un contrat respecté par un chef de service sont souvent surtout symboliques. Les expériences de délégation de gestion dans une véritable démarche contractuelle restent rares. Une conséquence de ces faux contrats est justement la perte de confiance. Dans ces exemples, la démarche n'a pas tiré toutes les conséquences sur le plan de la gestion et du positionnement des acteurs de ces nouvelles relations, ce qui explique que ces réformes n'aient pas atteint l'objectif affiché.

Pour qu'un nouveau mode de management puisse se mettre en place, il faut en effet que l'ensemble de l'équilibre bouge, que le fondement même des relations entre les professionnels d'une part et entre les professionnels et les tutelles d'autre part évoluent. De nouveaux leaders ne peuvent émerger que parce qu'un projet est possible, parce que des professionnels peuvent œuvrer pour ce projet dans un cadre qui permet une certaine liberté. Les critères d'évaluation des projets ne sont pas les outils de gestion traditionnels, les modes de rémunération des acteurs eux-mêmes évoluent. L. Boltanski et È. Chiapello montrent que les rémunérations des personnes qui travaillent en réseau changent. On passe d'une époque où les salaires représentaient généralement la totalité des ressources d'un individu à une diversité des sources de rémunérations, sous forme de salaires, de droits d'auteurs, d'honoraires, de rémunérations d'expertises…

Sortir du monde de la psychiatrie et de la médecine permet de voir autrement les problèmes actuels de l'organisation des soins et de comprendre pourquoi les réformes peinent à se mettre en place dans le monde de la santé. Trop souvent, les réformes ne concernent pas l'ensemble des acteurs, publics ou libéraux, professionnels du soin comme responsables de l'organisation des soins.

À l'issue de cette analyse, née des évolutions du monde industriel et transposée au système de soins, un réseau peut être défini comme un regroupement de professionnels du soin autour de la mise en œuvre d'un projet, projet animé par un leader qui tire sa légitimité de la clarté de sa vision reconnue par les autres, ce leader pouvant changer lorsque le projet évolue. Le caractère évolutif de cette association de professionnels est posé d'emblée. La question de la définition de nouveaux éléments de contrôle, de régulation de ces projets doit l'être aussi. La réponse apportée par L. Boltanski et È. Chiapello postule que la solution est que les équipes s'autocontrôlent — ce qui consiste à déplacer la contrainte de l'extériorité des dispositifs organisationnels vers l'intériorité des personnes.

D'où la nécessité, dans le domaine de l'organisation des soins, que les professionnels se déplacent pour proposer des projets suffisamment forts, crédibles et cohérents. La liberté induite ne peut être donnée que parce que les éléments de contrôle interne sont constitutifs du projet. Le fait que, sur un territoire donné, l'ensemble des professionnels de santé concernés par la psychiatrie se concertent pour proposer un ou plusieurs projets peut être considéré comme une garantie minimale : en effet, une équipe de secteur qui travaille avec des acteurs du champ social ne présente de ce point de vue aucune garantie : les options médicales sont définies par un type de professionnels aux options théoriques spécifiques et ne font pas l'objet de remise en cause, de discussion ou de validation. Dans le cas où des psychiatres de pratiques différentes, travaillant dans des lieux différents (professionnels libéraux, institutionnels, psychiatres travaillant dans des cliniques, dans des établissements sectorisés ou non, psychiatres hospitalo-universitaires) se rencontrent pour élaborer des projets de soins sur une zone géographique considérée, le débat est dense. Si d'autres professionnels ayant une approche encore différente par leur formation comme par leurs pratiques mais très fortement impliqués de fait dans la prise en charge des troubles mentaux interviennent — médecins généralistes, psychologues, équipes infirmières —, alors les conditions d'une garantie de crédibilité du projet sont réunies. En effet, dans ces conditions, la parole ne sera pas monopolisée par une école théorique, par des intérêts catégoriels, et aucune population ne sera oubliée.

D'où la nécessité que les tutelles et les directeurs d'établissement se déplacent eux aussi pour avoir la possibilité d'offrir les conditions de réalisation de ces projets et définir des outils d'évaluation et d'encadrement juridiques adaptés. Il s'agit de pouvoir travailler dans un cadre où « certains liens doivent demeurer plus durables que d'autres sans avoir la raideur de relations hiérarchiques instituées. La solution imaginée par les auteurs de management consiste donc d'une part à assouplir et à alléger les dispositifs institutionnels, toujours suspects d'enfermer la menace d'un retour à la rigidité et d'autre part, de conférer, au sein des dispositifs économiques, un rôle important aux relations personnelles et à la confiance que s'accordent les personnes de façon à rendre possible la coordination entre les différentes ressources qui concourent à la formation de la valeur ajoutée[13] ». Dans cette perspective, le changement de position est inévitable. La rivalité directeur d'établissement/psychiatre de secteur dans l'organisation des soins est déplacée. Le leader n'est à l'évidence pas le directeur d'hôpital mais celui qui anime l'élaboration des projets soignants, ce qui n'enlève pas au directeur sa fonction et sa légitimité de gestionnaire. Il apporte ses compétences au débat, dans des conditions clarifiées. Il peut être directeur d'un réseau, dans une fonction qui comporte une dimension éphémère puisque le réseau lui-même l'est, ou peut prendre des formes différentes dans le temps, sans en être le leader. Dans ce cas, la fonction de direction n'est pas de pérenniser une institution et de la développer, mais de donner les moyens à un projet de se monter en assurant que des éléments de contrôles internes sont élaborés. Sa fonction de gestionnaire est alors clairement définie, tout comme les professionnels soignants ont un domaine de compétence reconnu dans lequel ils ont un pouvoir de décision réel. Le psychiatre est positionné dans le débat des projets de soins, les directeurs sont déplacés dans la définition de nouveaux critères de gestion et de validation de la mise en œuvre des projets ainsi définis. Les relations se font dans la mise en œuvre, dans la réflexion sur la traduction des projets de soins en termes d'organisation des soins et dans sa traduction budgétaire.

On voit ici comment la logique traditionnelle des relations entre les pouvoirs publics et les psychiatres est totalement déplacée. Elle n'est pas véritablement combattue au sens où il n'y a pas les tenants de la tradition et ceux du changement, les tenants d'une psychiatrie sociale, huma-

---

13. *Ibid.*, p. 131.

niste et ceux d'une psychiatrie médicale, et le débat n'a pas pour fonction de donner de façon implicite raison à l'une ou à l'autre des parties. Le débat porte sur les sujets exprimés, sur des projets de soins. Les traductions en termes d'équipement sont bien des conséquences des projets de soins, des conséquences proposées et discutées par des professionnels qui ne géreront pas directement les équipements éventuellement mis en place ou transformés, mais qui en seront utilisateurs dans le cadre du réseau. Parallèlement, les tutelles ne sont plus dans une position hégémonique. Comme les soignants doivent proposer collectivement un ou des projets, en se confrontant à leur altérité, à leurs oppositions, les tutelles doivent également dialoguer entre elles : dans un projet élaboré conjointement, entre libéraux et institutionnels, la tutelle est double : assurance maladie d'une part, agence régionale de l'hospitalisation d'autre part. Par ailleurs, très souvent, les collectivités territoriales seront elles aussi impliquées. De façon générale, c'est aussi cette diversité des acteurs qui permet de redonner du crédit à la relation contractuelle : la situation n'est plus duelle entre deux acteurs aux pouvoirs différents. Lorsque des professionnels nombreux, d'origines différentes, ont travaillé afin de s'entendre sur un projet commun, leur parole a du poids ; l'injonction de réponse est forte. S'engager dans une politique de réseau, ce n'est donc pas, pour les pouvoirs publics, définir de nouvelles normes réglementaires, des statuts et des critères d'évaluation, c'est accepter de déplacer le débat, de redonner du poids aux projets soignants comme fondement de l'organisation des soins, c'est définir des critères d'évaluation et de contrôle plus souples, adaptables aux situations locales.

Le niveau de tutelle national donne les grandes lignes de la politique de santé mentale, les enveloppes budgétaires, et, au niveau régional et départemental, des critères d'évaluation pertinents, compte tenu des projets mis en œuvre, sont élaborés avec les gestionnaires locaux et les équipes soignantes.

D'où, enfin, le poids accordé à l'action sur la théorie et à un certain pragmatisme par rapport à l'idéologie. Ce poids permet à la fois de rendre la démarche crédible, de mobiliser les partenaires et apporte également certaines réponses aux questions plus théoriques qui travaillent le champ de la santé mentale depuis deux siècles, tel que la définition de ce champ. L'intérêt d'une approche pragmatique de cette question ne doit pas nier l'apport d'une démarche plus théorique au niveau national. La prise en charge des troubles mentaux, de la politique de prévention et d'insertion, comme l'implication des professionnels dans la prise en charge des « avatars de la normalité souffrante », relève, certes, de choix de société, et la logique voudrait qu'ils se traduisent dans l'organisation des soins et les budgets accordés. Cependant, dans un domaine aussi complexe, la position doit être plus pragmatique. L'exemple de la façon dont les budgets sont définis et attribués montre les limites d'une démarche trop théorique. Il semblerait logique que les budgets de la santé mentale ne soient pas les mêmes selon que l'intervention des professionnels est conçue de façon limitée ou au contraire extensive. Néanmoins, il s'agit là d'une vision idéale. On l'a vu, depuis le début du XIXᵉ siècle, cette question de la définition de la psychiatrie ou de la santé mentale et de l'implication des acteurs fait l'objet de tentatives nombreuses. De fait, lorsqu'on analyse les crédits affectés à la psychiatrie, on n'observe pas de vraies relations entre une telle définition et les décisions budgétaires. Selon le modèle général qui préside au vote et à la répartition des dépenses de l'assurance maladie en France, il n'y a pas d'enveloppe spécifique pour la santé mentale. Chaque année depuis 1996, un objectif d'évolution global des dépenses d'assurance maladie est voté au niveau national par le Parlement. Dans ce cadre, un taux d'évolution des dépenses hospitalières est fixé pour le secteur public ; pour le secteur privé, un accord spécifique est conclu entre les fédérations de cliniques privées et les organismes d'assurance maladie, qui fixe un objectif quantifié national. Ensuite, chaque région, sur cette base, se voit attribuer une dotation globale pour les établissements du secteur public et un objectif quantifié national pour les cliniques. Selon les textes en vigueur, ces dotations ont également pour objectif de réduire les inégalités entre régions afin d'assurer un service plus équitable à l'ensemble de la population. Parallèlement, pour la médecine libérale, des avenants annuels sont conclus entre l'État et l'assurance maladie, avenants à partir desquels s'engagent les négociations entre les caisses nationales et les représentants des professionnels de santé libéraux. On remarque donc que les dépenses d'assurance maladie ne sont pas votées par disciplines ou par grands groupes de pathologies, mais sur la base de l'organisation de l'offre de soins et de la répartition entre le secteur libéral et le secteur hospitalier. Si des objectifs particuliers peuvent être fixés pour tel ou tel domaine (prévention du suicide, lutte contre la douleur...), les dépenses ne sont pas considérées dans leur globalité pour une pathologie particulière, et il n'y a pas véritablement d'analyse de l'impact des politiques nouvelles sur le système déjà en place dans une optique de coûts/efficacité. Ainsi, il n'y a pas de traduction réelle et directe des débats sur la définition de la santé mentale dans les définitions budgétaires. Ce qui semble de prime abord logique et simple, « définir des objectifs de qualité des soins ou de santé de la population par grands domaines (santé mentale, cancérologie, etc.) et définir en face des coûts et une organisation des soins », est en fait très complexe, particulièrement dans le domaine de la santé mentale, pour les questions de définition de la discipline. C'est pourquoi une approche pragmatique peut paraître plus efficace et plus opérationnelle en partant d'analyses plus locales. Si l'on considère un territoire suffisamment large[14], une analyse

---

14. Dans le Réseau santé mentale Yvelines Sud, le territoire choisi est un demi-département, qui recouvre une population de 600 000 habitants. Cet élément est donné à titre d'exemple, des considérations locales pouvant conduire à d'autres configurations.

des besoins de la population et de l'ensemble des ressources locales sanitaires et sociales permet d'approcher au mieux la capacité des professionnels à répondre à la demande. La question des relations entre le sanitaire et le social part alors des situations réelles, des caractéristiques sociodémographiques et économiques de la population. Dans ce cadre, il peut être possible d'envisager de négocier un partage des recettes pour certains projets entre les collectivités territoriales et l'assurance maladie, de dépasser la scission entre la gestion des ressources accordées aux établissements et celle des professionnels libéraux.

Par ailleurs, les dépenses locales ne doivent plus simplement intégrer le coût des actes effectués mais être analysées dans le cadre plus global de l'ensemble des dépenses qui permettent de fonder une politique et qui comprennent les études sur l'offre et la demande, comme le travail de réflexion des professionnels entre eux dans l'élaboration de projets de soins.

Ainsi, cette nouvelle modalité organisationnelle, appelée réseau par référence aux analyses sociologiques, est bien plus que la création d'une nouvelle structure de soins ou que l'application de protocoles précis pour la prise de patients souffrant de pathologies particulières. Le réseau pratique une hétérogénéité sociale, il est un nouveau mode de construction du savoir, un nouveau mode de traitement de situations qui posent problème. Dans le cadre d'un réseau, la pensée soignante est alimentée par les connaissances médicales universitaires comme par les connaissances apportées par l'expérience. Manuel Castells, dans *La Société en réseaux*[15], insiste sur la relation entre l'apprentissage des connaissances et le développement de la créativité. Il montre comment les nouvelles organisations promues à partir des années 1960 et la place prise par l'encadrement ont nié le savoir implicite, né de l'expérience, au profit du savoir explicite, universitaire, validé.

---

15. Manuel Castells, *La Société en réseaux*, Paris, Fayard, 2001.

Le remplacement des maîtres ouvriers par des cadres spécialistes de l'organisation a eu pour conséquence de perdre la valeur des connaissances acquises par la pratique. Or la créativité, la « compagnie génératrice de connaissance », repose sur l'interaction organisationnelle entre le savoir explicite et le savoir tacite à l'origine de l'innovation. Une grande partie du savoir provient de l'expérience des travailleurs, mais ce savoir ne peut être partagé dans une entreprise hiérarchisée et formalisée à l'excès. Les sources d'innovation se multiplient quand existent des voies de partage des connaissances explicites et des connaissances tacites. Dans un système économique où l'innovation est essentielle, la capacité organisationnelle à en multiplier les sources à partir de toutes les formes de savoir est la base des entreprises innovantes. C'est, selon M. Castells, la capacité des entreprises japonaises à tirer profit de ce partage de l'information implicite qui a contribué de façon décisive à améliorer les performances des entreprises nippones.

Dans le domaine de la santé mentale, où le quart des consultations des médecins généralistes concernent la prise en charge de troubles psychiques, cette question est essentielle : quelle est cette connaissance des troubles mentaux que ces praticiens ont acquise ? Comment le partage de ce type de connaissance avec des psychiatres qui ont eu la formation universitaire peut-il s'opérer ? Comment même l'échange de connaissances peut-il se faire entre des équipes de psychiatrie sectorisées et des services universitaires, entre psychiatres et psychologues ?

La création d'un réseau, qui répond à un regroupement de professionnels qui interviennent dans la santé mentale à des titres divers, répond bien à la création de tels lieux de partage de la connaissance implicite et explicite. Cet échange ne se fait pas autour de la construction de théories nouvelles mais bien dans la construction de réponses aux questions rencontrées par les professionnels, sur le terrain. Il s'agit bien d'un mouvement social, d'une remise en cause de la place actuelle des acteurs.

Pour l'État gestionnaire, et surtout pour les tutelles locales et les gestionnaires hospitaliers, il convient d'oublier les frontières ou du moins d'organiser au-delà, ce qui implique de changer les outils de gestion, conçus pour programmer et contrôler dans un espace restreint tel que le secteur hospitalier public, ou un établissement, ou le libéral. Il s'agit de penser un nouveau mode de traitement des problèmes. Le réseau devient en soi une instance de régulation. Cela implique une mutation des critères d'évaluation, de financement et déplace le positionnement de l'État, qui devient le garant du respect des différents partenaires et doit empêcher le développement des opportunistes. En effet, dans le champ de création laissé aux professionnels du soin, il est important de garantir une équité entre les groupes et de lutter contre les effets pervers potentiels, l'accaparation du champ par un groupe plus puissant. Il s'agit d'un mode de fonctionnement fondé sur la confiance. Les outils de régulation doivent donc vérifier que c'est bien elle qui guide les pratiques et dénoncer les comportements opportunistes. Dans leur analyse, L. Boltanski et E. Chiapello définissent dans un second temps les limites du modèle qui est ainsi défini et notamment, l'« ennemi » dans le monde du réseau. L'ennemi, c'est le faiseur, qui a les qualités du leader mais les exploite pour son propre bien ; il ne met pas les autres en lien mais garde pour lui les apports de ses différents contacts. C'est bien de nouveaux modes de régulation qu'il convient d'envisager dans cette perspective. Les économistes se sont d'ailleurs intéressés à ces sujets et ont mis au centre de leurs préoccupations les motivations des acteurs. Le renouvellement des interrogations sur le contrôle tel que le posent les théories de l'agence ou les coûts de transaction montre que l'enjeu est de taille dans le monde de l'entreprise. Il est ou sera le même dans le domaine de la santé si les réseaux se développement effectivement.

Du côté des professionnels du soin, la révolution est tout aussi importante. Cela signifie que les psychiatres ont les moyens de penser leur discipline et ses outils thérapeutiques à la fois au niveau théorique et au niveau de leur pratique clinique, et que cette assise leur permet de proposer des projets de soins qu'ils acceptent de devoir argumenter face aux tutelles, et sur lesquels ils acceptent de s'engager et de définir des critères d'évaluation de qualité et d'efficience. Parce que le réseau doit posséder en lui ses propres éléments de régulation, cela signifie que la démarche d'évaluation n'est plus imposée de l'extérieur mais menée sur des critères que le réseau propose lui-même aux tutelles sanitaires. Cette démarche n'est possible que si la psychiatrie est capable de montrer que sa diversité est une véritable richesse, d'où la nécessité d'une pensée renouvelée sur les pratiques, qui ne peut être menée que par les psychiatres. C'est en ce sens que la proposition d'un « quatrième paradigme » pour la psychiatrie, susceptible de donner à la pratique clinique une place centrale dans l'élaboration de projets de soins sur un territoire donné, permet de penser autrement l'organisation des soins et pas seulement la pratique médicale.

La crise actuelle de la psychiatrie permet de penser une telle évolution. C'est bien un retour sur les pratiques de soins qui permettra de donner un nouvel équilibre au système et aux relations entre psychiatres et gestionnaires. C'est bien une démarche de cette nature qui permettra de sortir de l'impasse actuelle pour penser des outils de gestion adaptés à la santé mentale, et donnera à chacun sa légitimité. Le réseau est en effet le contraire de l'uniformisation par un travail en commun et une connaissance mutuelle. Il est l'affirmation des compétences et des spécificités dès lors que celles-ci acceptent de se présenter et d'être soumises au débat.

Dans cette logique, le réseau s'oppose aussi à une certaine démarche qui vise à former les médecins à la gestion et au management. Non pas que ces formations n'aient pas d'intérêt, mais la force du médecin réside dans sa compétence spécifique. Les administratifs ont la compétence gestionnaire et doivent l'adapter à la démarche médicale ;

c'est sans doute plus aux administratifs qu'il revient de se former à la démarche médicale que l'inverse, afin de pouvoir adapter leurs outils d'analyse. Un article récent[16] a présenté l'intérêt de croiser les formations de médecins et de directeurs. L'accent est mis notamment sur la nécessité pour les directeurs d'établissement de cerner les problématiques de la décision médicale, de comprendre les processus de réflexion et les démarches intellectuelles des médecins. La démarche intellectuelle est effectivement, dans l'élaboration même du processus de décision, très différente dans la démarche gestionnaire et dans la démarche médicale, et il est de ce point de vue essentiel que les outils de management soient fondés sur une connaissance minimale de cette logique. *A contrario*, le fait que les soignants intègrent une certaine connaissance du contexte général de l'organisation des soins et notamment des contraintes budgétaires est certainement indispensable. Mais il s'agit plus d'une connaissance sur l'organisation générale des soins que de compétences gestionnaires. En effet, alors qu'une formation minimale sur le domaine dans lequel il travaille permet au gestionnaire d'être plus pertinent, il n'est pas évident qu'une formation de gestionnaire permette au médecin d'être meilleur acteur de soins. D'ailleurs, cet article constate que les médecins qui ont participé aux formations de gestion ont en majorité changé de métier et cessé d'exercer en tant que médecins. C'est du débat entre les deux logiques médicales et administratives, dans une reconnaissance de la légitimité de chacun, que les outils d'évaluation pourront être définis. Il faut que chacun pousse l'autre dans sa logique pour que des solutions soient trouvées. Partir d'une culture commune peut, par une intégration trop importante des contraintes administratives et gestionnaires, nuire à une créativité nécessaire

---

16. M. Cavalier, M. Sérézat et J.-D. Tortuyaux, « Croiser les formations : aventure ou nécessité ? », *in Médecins, directeurs : un PACS pour l'Hôpital ?, op. cit.*

dans le domaine de la gestion. Dans un réseau, la force du projet vient du projet soignant.

Parce que le réseau est une démarche qui repose sur la confiance et l'engagement des partenaires, il ne se décrète pas. L'évolution de l'organisation des soins en santé mentale selon ce schéma ne sera possible que si les différents acteurs souhaitent s'y engager.

QUEL ENGAGEMENT DES ACTEURS DANS UNE DÉMARCHE DE RÉSEAU ?

Si les professionnels hospitaliers, libéraux, médecins ou non, spécialistes ou non, et gestionnaires s'entendent pour dénoncer la crise de la psychiatrie, l'unanimité n'existe pas pour aborder les solutions. Les intérêts professionnels ne sont pas les mêmes, les contraintes non plus. La question essentielle est d'évaluer en quoi la démarche de réseau peut répondre aux aspirations des différents acteurs.

Pour les professionnels libéraux, le réseau représente un investissement dans une démarche de santé publique et rompt de ce fait avec une certaine tradition libérale. Mais il permet aussi de conforter les professionnels dans leur exercice, dans un contexte de mutation rapide des pratiques.

Dans la logique du professionnel libéral, sa mission est de proposer les soins les plus adaptés à chacun de « ses » patients. Il n'a pas la responsabilité de répondre aux demandes qui excèdent en nombre ou en compétence sa capacité d'exercice. Sa rémunération, à l'acte, témoigne de la nature de sa pratique. L'intégration dans un réseau de soins apparaît de ce point de vue comme l'intrusion d'une logique nouvelle, qui est celle de la dimension collective des choix effectués et de l'organisation des soins. Cette démarche peut heurter le professionnel, attaché au caractère libéral de sa pratique et qui a souvent fait ce choix pour éviter les contraintes d'une organisation institutionnelle.

Si le réseau peut intéresser les praticiens libéraux, c'est parce que leur pratique connaît elle-même des mutations importantes. Elle est confrontée à l'évolution de la demande, aux revendications croissantes des patients sur la qualité des soins, ainsi qu'à l'influence croissante des médias pour juger du bien-fondé de tel ou tel type de prise en charge. La pratique médicale repose sur l'acquisition des connaissances qui donnent le droit de s'installer et, dans la pratique quotidienne, sur la confiance et le recours à des conventions, qui, jusqu'à une date récente, jouaient le rôle de normes, de références. Des études sur la durée de la consultation ont ainsi montré que celle-ci est largement le résultat de conventions[17]. Le sentiment d'appartenance des médecins à un groupe professionnel les amène à accepter la juste durée de consultation. Si celle-ci était trop courte, ils risqueraient de « déshonorer » la profession ; si, au contraire, elle était trop longue, ils mettraient leurs collègues en difficulté en les taxant implicitement de mal faire leur travail. La qualité propre des soins apportés, difficile à évaluer, repose donc sur des données internes à la profession, comme le respect de ces conventions, de protocoles de prise en charge (peu développés en psychiatrie) ou sur des données externes telles que la proximité géographique, la réputation... Dans cette logique, l'évolution rapide des connaissances médicales, d'une part, et surtout le changement du positionnement des patients, d'autre part, induisent une pratique de plus en plus inconfortable pour les médecins, entre de nouvelles normes qu'ils ne contrôlent pas et qui sont souvent imposées de l'extérieur de la profession (revendication des patients, développement de connaissances « grand public » par le biais des médias ou les

---

17. V. Fargeon, « Eléments d'analyse théorique des formes hybrides d'organisation : le cas de la recomposition de l'offre de soins », *in* J.-C. Sailly et T. Lebrun (coord.), *Dix Ans d'avancées en économie de la santé*, Actes des XIXe journées des économistes de la santé française, Paris, John Libbey Eurotext, 1997, p. 45-58.

forums Internet...) et des conventions anciennes qui ne suffisent plus.

Dans ces conditions, le travail en réseau, par le débat qu'il suscite sur les pratiques, permet de replacer les conventions et les normes dans un contexte plus vivant. Il permet de les actualiser, d'en créer de nouvelles, de prendre conscience des écarts entre la pratique locale et les normes nationales, et d'argumenter des écarts par rapport à ces normes dans différentes situations sur lesquelles le réseau a proposé des modalités de prises en charge particulières. Il permet aussi, parce qu'il comprend ses propres modes d'évaluation, de proposer aux patients des critères sur la qualité, plus en lien avec l'organisation locale des soins et les situations spécifiques de patients. Ainsi, la création de consultations d'avis spécialisés et de suivis conjoints dans le Réseau santé mentale Yvelines Sud a pu répondre à des situations difficiles pour les médecins généralistes et proposer de nouveaux repères dans la prise en charge de certains patients.

Par ailleurs, le réseau permet de proposer des solutions globales, organisées, à des difficultés ponctuelles auxquelles se heurtent quotidiennement les professionnels libéraux, sans avoir les moyens, à leur niveau, d'y trouver des réponses satisfaisantes : c'est par exemple le cas de situations d'urgence qui se répètent et impliquent un investissement très important des médecins généralistes alors que, dans un contexte de meilleure organisation des soins et de relations avec les psychiatres, des moments de crise pourraient être évités ou trouver de meilleures réponses.

Le réseau apporte également une contribution à la formation continue des praticiens. Dans ce cadre, l'expérience partagée et l'apprentissage en commun favorisent la diffusion des informations et des connaissances. Surtout, le réseau permet la création de compétences et de connaissances nouvelles de nature individuelle (chaque médecin acquiert des connaissances) mais aussi de nature organisationnelle, dans la mesure où la spécialisation du réseau conduit, par un processus d'apprentissage collectif, à une organisation plus performante. Les professionnels libéraux acquièrent donc une meilleure connaissance de l'environnement sanitaire et des possibilités des différentes équipes, ainsi que des relations possibles avec certains acteurs du champ social. L'offre de soins en psychiatrie est en effet complexe, et ne permet pas toujours, dans une tradition où les collaborations entre libéraux reposent souvent sur des connaissances et estimes personnelles entre professionnels, de trouver la meilleure solution.

Bien que, contrairement à ce qui se passe dans d'autres disciplines, la notion de seuil technique soit peu utilisée en santé mentale, elle peut cependant lui être transposée, dans une analyse spécifique. Cette notion traduit l'idée que plus un geste est répété, plus une technique est utilisée, plus elle est maîtrisée. Chacun a en tête les débats sur l'application de ce seuil à la pratique en maternité qui a conduit à préconiser la fermeture des services qui effectuaient moins de trois cents accouchements par an. En psychiatrie, la question se pose dans des termes un peu différents. La difficulté n'est pas en effet de faire cesser une pratique peu usitée, mais de trouver les professionnels susceptibles d'apporter la diversité réelle des compétences sur un territoire donné. En effet, aucun psychiatre, qu'il travaille en libéral ou en institution, ne maîtrise ni n'utilise l'ensemble des techniques de prise en charge dans sa pratique. Cela explique que certains outils thérapeutiques tels que les psychothérapies familiales, dont la pratique n'est pas largement diffusée, ne soit pas toujours proposés à un patient, même s'ils paraissent adaptés à sa situation. Dans les faits, un psychothérapeute qui ne pratique pas cette technique va souvent en proposer une autre à un patient ; dans le cas où il voudrait adresser son patient à un collègue, il se trouvera alors confronté à la difficulté de trouver ce collègue dans un environnement proche, soit que cette pratique ne soit effectivement pas disponible, soit que le praticien n'en ait pas connaissance.

De ce point de vue, par la connaissance de l'offre qu'il induit comme par les débats sur les pratiques qu'il suscite, le réseau peut permettre une meilleure prise en charge de chaque patient. Si l'on admet qu'un praticien libéral, en situation de concurrence vis-à-vis de ses collègues, peut répugner à adresser un patient, au motif qu'il n'est pas lui-même le meilleur interlocuteur, le réseau apporte ici aussi une certaine garantie. En effet, il met d'une certaine façon les professionnels à l'abri d'une démarche de concurrence stricte, puisque, dans ce cadre, un patient adressé à un collègue l'est dans des conditions telles que la compétence du médecin adresseur n'est pas remise en cause mais au contraire grandie ; c'est parce qu'il connaît l'offre de soins, parce qu'il participe à son organisation, parce qu'il connaît les différentes pratiques qu'il peut faire bénéficier son patient de la meilleure prise en charge ; par ailleurs, en termes de clientèle stricte, il s'agit là d'un échange de procédés qui devrait *a priori* être équitable pour les professionnels et donc sans incidence financière. Cette question de la concurrence se pose sans doute moins dans le cadre de la psychiatrie que dans d'autres disciplines du fait de l'augmentation forte de la demande et de la difficulté des professionnels à y répondre. On n'est donc pas à proprement parler dans une situation de concurrence en termes quantitatifs (la clientèle existe et se développe), mais plutôt en termes qualitatifs (compétences respectives des différents acteurs).

L'organisation en réseau réduit donc l'incertitude à laquelle sont confrontés les différents professionnels de soins face à l'émergence de demandes nouvelles, de pathologies nouvelles, de pratiques thérapeutiques nouvelles ; la confrontation des points de vue et des expériences, la connaissance et la participation à l'organisation plus globale de l'offre de soins permettent à la fois de faire évoluer la pratique de chacun et de créer de nouvelles « routines » dans l'utilisation de l'offre de soins, des normes de pratiques collaboratives qui réduisent l'incertitude liée à la prise de décision dans le cas de situations complexes. Le réseau répond ainsi au souci grandissant de procédures (normes de qualité, etc.), dans un environnement qui, par sa taille et son mode de fonctionnement, respecte les valeurs essentielles du fonctionnement médical qui sont la confraternité et le poids des relations interpersonnelles de confiance.

Les acteurs libéraux peuvent donc avoir un intérêt à travailler en réseau, malgré des craintes sur la pérennité du caractère libéral de leur pratique. Pour cela, deux préalables doivent être respectés. D'une part, le réseau, par son institutionnalisation inévitable, ne doit pas conduire à la création de nouvelles institutions de soins, au caractère normatif. Les normes créées par le réseau ne sont pas des normes externes mais décidées au sein du réseau par la mise en commun des connaissances et expériences de chacun. L'extérieur doit veiller à ce que ces nouvelles normes proposées par le réseau soient compatibles avec les orientations générales de l'organisation des soins, et les priorités définies, et qu'elles portent leurs propres critères d'évaluation, mais l'extérieur n'impose pas ses normes. D'autre part, la reconnaissance d'un travail autre que la consultation doit être effective, c'est-à-dire que la rémunération des professionnels libéraux doit être possible dans un autre cadre que celui du paiement à l'acte. Les textes récents sur les réseaux de soins et leur financement ont permis des avancées en la matière depuis la fin des années 1990.

Pour les professionnels qui travaillent en institution et particulièrement pour les professionnels du public, la démarche de réseau, telle qu'elle est ici conçue, est également une révolution culturelle. En effet, elle porte en elle toutes les questions qui traversent l'histoire de la psychiatrie. Parce qu'elle considère l'ensemble des acteurs de terrain, elle donne à la santé mentale une définition relativement extensive des troubles pris en charge, et, dans ce cadre, le « poids » du secteur de psychiatrie, en nombre de patients, devient relativement moins important. Parce qu'elle induit le débat et prend en compte l'ensemble des spécificités des pratiques, elle porte en elle potentiellement et au moins partiellement une approche des prises en charge qui différencie les patients selon certaines caractéristiques (âge, moment évolutif du trouble, contexte de crise, pathologie...) et remet donc en question la notion de service de soins identique pour une population de 70 000 habitants. Pour toutes ces raisons, elle peut alimenter à nouveau les craintes d'une psychiatrie à deux vitesses, qui privilégierait la prise en charge de troubles légers, par rapport aux troubles plus lourds, plus invalidants.

Par ailleurs, elle pose d'emblée que le débat entre professionnels de soins est un préalable à l'organisation des soins et suppose donc que les psychiatres acceptent un certain degré d'incertitude sur l'évolution de l'offre de soins et la mise en débat, sous le regard des autres, de l'organisation actuelle. Que pensent les médecins généralistes ou les psychiatres libéraux de l'organisation sectorielle ou de la prise en charge de patients dans les services d'urgence ? Celles-ci leur semblent-elles apporter les conditions de collaboration dont ils ont besoin ? Quelle est la place du CMP comme lieu central d'accessibilité aux soins spécialisés dans la pratique des généralistes ? La pratique en institution aura à changer elle aussi par une pratique en réseau telle qu'elle se définit, sous la forme d'un management de projets. Car, si le secteur de psychiatrie a l'habitude de travailler avec de multiples partenaires, dans le domaine du champ médico-social et social en particulier, il a moins l'habitude de travailler avec les psychiatres et psychologues libéraux ou de concevoir l'organisation des soins avec l'ensemble des partenaires sur une aire géographique qui dépasse un secteur de psychiatrie. Or, dans le cadre d'un réseau, la recherche de la diversité des acteurs et des compétences, seule à même de permettre un débat sur les pratiques et de tirer parti de l'ensemble des possibilités de l'offre, impose que le territoire pertinent soit plus grand que celui d'un secteur de psychiatrie. Le secteur, pièce essentielle du dispositif, devra soumettre sa pratique à la réflexion commune. Il s'agit là d'une évolution dont on peut comprendre qu'elle engendre des craintes pour plusieurs raisons. D'une part, le secteur perd d'une certaine façon sa place centrale dans la représentation de la psychiatrie. D'autre part, il peut craindre que l'incitation à travailler en réseau soit un motif pour les pouvoirs publics de ne pas donner les moyens budgétaires au secteur et à la psychiatrie publique sous prétexte de l'introduction de nouveaux acteurs et de nouvelles organisations des soins. Les récents écrits des organisations syndicales témoignent d'ailleurs de la volonté de préserver les acquis dans ce domaine, au-delà des affichages et des évolutions vers un front uni de la psychiatrie qui a émergé depuis quelques mois et s'est concrétisé dans les états généraux de la psychiatrie du mois de juin 2003. Les positions syndicales oscillent donc entre une position de principe qui ne se dit pas officiellement opposée au réseau, une réaffirmation de la culture du travail en collaboration des secteurs de psychiatrie et la volonté de préserver les acquis de la sectorisation.

Dans un document de synthèse, le CASP (Comité d'action syndical de la psychiatrie) a présenté en 2001 douze points pour construire l'avenir de la psychiatrie. Parmi ces points, aucun ne se réfère à une évolution vers un travail en réseau tel que nous le définissons, et trois témoignent de la volonté de préserver les acquis de l'organisation sectorielle :

— « Le secteur demeure la base de l'organisation de la psychiatrie publique ;

— le secteur de psychiatrie est l'organisateur du réseau de santé mentale ;

— le CMP (centre médico-psychologique) est le pivot du dispositif de soins. »

Ces acquis ne sont pas antinomiques d'un travail en réseau ; simplement, les termes doivent faire l'objet d'une déclinaison de principe au niveau national et de discussions dans la mise en œuvre locale. Le CMP est certainement le pivot de l'organisation en secteur, mais quelle est sa place dans le dispositif de prévention globalement aux côtés de l'activité des médecins généralistes, des pédiatres, des gériatres, des psychiatres et des psychologues libéraux ? Selon les organisations locales de l'offre de soins, selon les départements, les situations ne sont à l'évidence pas les mêmes. Lorsque le CASP indique que le secteur est l'organisateur du réseau, il pose bien que, dans sa conception, le réseau est établi au niveau du secteur psychiatrique avec les partenaires du champ social. « Ainsi le secteur de psychiatrie est naturellement l'organisateur, le fédérateur et le centre de référence des actions qu'il mène en réseau dans le champ de la santé mentale en articulation avec les domaines de l'éducation, de la justice, des services sociaux... » Dans la définition que nous donnons du réseau, il n'y a pas de point central qui irrigue et organise les autres points du système. Il est une instance qui travaille sur l'ensemble des pratiques et le positionnement des différents acteurs dans les différents champs de la santé mentale et dans les collaborations possibles. Le réseau tel que nous le décrivons est un réseau sanitaire, qui définit globalement un positionnement de l'offre sanitaire selon ses compétences locales et ses possibilités, et qui travaille avec les acteurs du champ social dans une conception partenariale. C'est-à-dire que ce sont les professionnels du champ sanitaire qui, en fonction de leurs compétences et de leurs ressources, peuvent dire aux acteurs du champ social quels sont les moments où ils peuvent intervenir, quelles sont leurs limites, quelles sont les zones où des actions communes doivent être pensées. Dans cette optique, le réseau est un cadre plus large qui permet de soutenir, d'orienter, avec les secteurs, le cadre de la pratique sectorielle.

Mais le réseau, au-delà des craintes qu'il suscite, peut aussi être un outil puissant de reconnaissance des besoins de la psychiatrie publique. Parce qu'il met au centre des débats les questions sur le positionnement des différents acteurs, les missions des psychiatres et la place de l'hospitalisation, il peut contribuer à argumenter les revendications concernant l'évolution de la démographie médicale ou la nécessité de conserver un certain nombre de lits dans les hôpitaux et d'avoir une certaine souplesse dans leur gestion. En effet, lorsque les difficultés d'hospitaliser sont portées par les médecins généralistes alors que des modes de collaboration nouveaux permettent de développer la prévention et d'anticiper les situations de crise, les arguments sur le nombre de lits nécessaires dépassent les arguments de cartes sanitaires et donnent davantage de crédibilité aux demandes.

Le réseau n'est donc pas un concurrent du secteur. Que le secteur de psychiatrie, par le nombre des patients qu'il prend en charge, par le nombre de professionnels qui y travaillent comme par la spécificité de sa pratique, ait une place importante dans les débats et les choix effectués semble effectivement « naturel ». Mais c'est une instance plus large dans laquelle le projet médical est discuté avec l'ensemble des partenaires, et cette démarche est un nouveau positionnement de la psychiatrie publique.

Comme pour les acteurs libéraux, le réseau est également le lieu qui peut permettre de proposer des solutions sur des questions pour lesquelles la psychiatrie publique est en difficulté. On peut citer, entre autres, la réponse aux urgences, à certaines demandes des acteurs du champ social, la façon de penser les hébergements des patients psychiatriques, la façon de « redonner la main » dans le cadre de collaborations renforcées avec les professionnels libéraux pour certains patients... Nombre de ces questions peuvent recevoir des réponses ponctuelles et individuelles au niveau d'un secteur, mais, si les réponses apportées doivent être données avec un maximum d'efficience, si elles doivent contribuer à des évolutions fructueuses dans la façon dont les différents acteurs se positionnement dans le temps, alors le cadre du réseau peut paraître plus pertinent. Par exemple dans un domaine tel que les relations avec l'Éducation nationale dans la prévention des troubles des adolescents, on s'aperçoit que les établissements scolaires prennent contact, selon les sujets, selon leurs affinités, selon leur satisfaction quant à la réponse apportée, avec différents professionnels : des représentants de différents secteurs mais aussi des psychiatres, psychologues ou des pédiatres libéraux ; ces interventions non coordonnées positionnent dans les faits l'Éducation nationale comme légitime pour choisir ses meilleurs interlocuteurs en psychiatrie, selon les sujets. Mais elles ne permettent pas de réelles interrogations sur le rôle des infirmiers et médecins scolaires en interaction avec l'offre de santé mentale locale. De nombreuses demandes (notamment des infirmiers et médecins scolaires) sont pratiquement identiques sur une zone géographique large, quelle que soit l'institution scolaire. L'intérêt du réseau est alors bien de coordonner la réponse et de définir, sur la zone géographique du réseau, la nature des relations entre l'éducation nationale et la santé mentale, la légitimité des différents acteurs pour répondre aux différentes demandes. Si une équipe de secteur ne répond pas à certaines d'entre elles, ce n'est pas forcément faute de temps, et prendre contact avec un psychiatre libéral peut alors ne faire qu'entretenir de fausses espérances sur la place de l'organisation des soins en psychiatrie, sur sa capacité de répondre et, parfois, sur la légitimité de la demande initiale.

Par ailleurs, les éléments concernant la formation, le partage de connaissances et d'apprentissage évoqués pour les professionnels libéraux est aussi à prendre en compte dans l'intérêt des professionnels des hôpitaux à travailler en réseau, même si le cadre de l'institution, les conditions d'exercice sont, sur le plan des conséquences médico-légales des actes pratiqués, relativement plus « confortables ».

Enfin, la souplesse introduite par le travail en réseau, l'intérêt de créer des lieux de débats guidés d'abord vers les pratiques de soins sont des espaces de liberté et permettent de travailler autrement, ce qui est important pour des professionnels qui ont souvent dénoncé le poids administratif du fonctionnement hospitalier. De ce point de vue, le réseau peut contribuer à donner du sens à certaines réformes hospitalières qui cherchent à donner davantage de poids aux projets soignants et à impliquer les médecins dans la réalisation de projets novateurs.

Au total, l'implication des professionnels des institutions dans des réseaux de soins en psychiatrie semble possible, mais la position des professionnels reste attentiste. Elle est certainement différente selon les situations et cultures locales, selon l'organisation préalable de l'offre de soins, la réalité de sa diversité, le nombre des institutions, la taille des établissements spécialisés, la capacité de l'offre libérale à constituer un véritable interlocuteur. Néanmoins, si cette option doit avoir des chances de se développer, certains préalables doivent être respectés. Comme pour les professionnels libéraux, le travail effectué dans le cadre du réseau par les professionnels des établissements de soins doit faire l'objet d'une reconnaissance en termes financiers ou d'organisation du travail. Par ailleurs, il convient que les pouvoirs publics apportent les garanties sur le fait que le réseau n'est pas une alternative concurrente de la sectorisation. La simultanéité des interrogations sur le secteur de psychiatrie et ses évolutions, quarante ans après sa naissance, et sur la création de réseaux de soins a créé une confusion qui a permis que soient relancés les anciens débats sur la psychiatrie à « deux vitesses », sur la crainte de la perte de son caractère assistanciel. Le débat ouvert par l'hypothèse d'une organisation en réseaux n'est pas celui-là, et les financements octroyés doivent en témoigner. Ce n'est pas par une diminution des crédits de la psychiatrie publique que les réseaux se développeront, et ce développement n'est pas la réponse à la baisse de la démographie médicale.

Il reste à aborder la position des administratifs, à chaque niveau de leur intervention (définition de la politique de santé mentale au niveau national ou pratique gestionnaire au niveau local), et leur volonté de promouvoir et d'accompagner les démarches de réseau. Officiellement, le discours des pouvoirs publics ces dernières années est sans ambiguïté et promeut le développement des politiques de réseau. Les raisons de cet intérêt sont nombreuses. Le coût du manque de coopération entre professionnels de soins a été montré, en particulier dans le cas de pathologies chroniques ou complexes telles que la santé mentale. La prise en compte de la prévention dans la dynamique de la politique sanitaire implique une coordination des professionnels qui interviennent aux différents temps évolutifs de la pathologie, et dans ce cadre le réseau apporte les conditions d'une réelle articulation des acteurs aux différents temps des troubles. Par ailleurs, à travers les réseaux, les organisations rétablissent leur efficience par la diminution des ruptures de prise en charge des patients et une plus grande réactivité dans la mise en œuvre de pratiques nouvelles. Enfin, dans le domaine plus spécifique de la santé mentale, le réseau apparaît comme un élément de déstigmatisation de la psychiatrie.

La promotion des coopérations a donc été, au cours de ces dernières années, un souci constant des pouvoirs publics, qu'il s'agisse de coopérations interétablissements, entre établissements et praticiens libéraux, de collaborations autour de pathologies ou de troubles particuliers (diabète, asthme, toxicomanies), ou de collaborations favorisant la graduation des prises en charge en fonction de la sévérité des troubles.

Le style de réseau évoqué ici, comme outil de l'organisation des soins en psychiatrie, est d'un ordre différent. Il ne s'agit pas d'un réseau qui prend en charge des patients et définit des protocoles rigoureux, mais d'un réseau de professionnels qui élaborent des projets et qui deviennent, dans la collaboration avec les tutelles, les véritables promoteurs de nouvelles propositions d'organisation des soins. Les protocoles sont davantage d'ordre organisationnels, l'implication est éthique, il s'agit d'un engagement à travailler ensemble, à se former, à intégrer des données de sources multiples dans la pratique et à privilégier le débat dans un objectif opérationnel, c'est-à-dire tourné vers l'action. Il s'agit de remplacer une planification descendante par une planification ascendante. Cette nouvelle approche globale paraît adaptée à la problématique actuelle de la santé mentale justement par son mouvement qui déplace les relations habituelles entre l'ensemble des partenaires et redéfinit les fonctions.

Dans ce cadre, les tutelles ont l'obligation à la fois de se décentrer et de laisser davantage d'initiative au terrain, de se coordonner et de travailler sur des critères de contrôle afin de vérifier que les objectifs globaux en termes de qualité des soins et en termes budgétaires sont respectés.

C'est toute une réflexion qui doit être menée sur la place nouvelle des services déconcentrés de l'État, leurs collaborations, et sur les liens entre les structures sanitaires « habituelles » et les « réseaux ». En effet, les réseaux ne remplacent pas les établissements de soins et ne doivent pas non plus être une nouvelle structure qui pallierait les insuffisances des hôpitaux. Leur objet est de penser l'articulation de l'ensemble des acteurs au niveau local, dans une dynamique qui associe une réflexion sur les besoins des patients, les compétences disponibles dans l'offre de soins, leurs évolutions possibles, la formation des acteurs et la recherche sur les conséquences réelles de l'évolution des pratiques sur la qualité des prises en charge et la satisfaction des patients et des acteurs de santé. Leur culture n'est ni libérale ni hospitalière mais de santé publique.

Ce déplacement de l'État dans son rôle régulateur aura des conséquences nombreuses à chaque point de passage actuel de la définition de l'organisation des soins, c'est-à-dire dans les outils de planification, de financement et d'évaluation. Les schémas régionaux d'organisation des soins ne peuvent plus être élaborés selon les mêmes démarches mais deviennent le résultat de liens entre des objectifs régionaux et les propositions locales. Ils ne peuvent être uniquement tournés vers les établissements de soins, mais doivent intégrer l'offre libérale. Les mécanismes d'allocation budgétaire doivent eux aussi évoluer. S'ils restent centralisés dans le cadre d'une enveloppe autoritairement allouée, qui contribue, par son caractère restreint et fermé, à mettre de nouveau les acteurs en situation de concurrence stricte, la confiance et l'engagement collectif, indispensables à la réussite de la réforme, donneront place aux comportements d'intérêt individualiste[18].

Par ailleurs, la difficulté de choisir une organisation en réseau réside dans la capacité de susciter — et non plus d'imposer — une organisation des soins. L'implication des professionnels de soins dans un projet, autour d'un ou de plusieurs leaders, ne se décrète pas. Elle peut en revanche être encouragée. Les textes réglementaires doivent donner les conditions de possibilités tout en laissant une souplesse dans la mise en œuvre. Promouvoir un politique de réseau, c'est donc aussi avoir la souplesse pour évaluer la capacité des acteurs locaux de créer, avec des potentialités de réussite suffisantes, de telles démarches. C'est favoriser une démarche expérimentale et développer un rôle de soutien, d'accompagnement.

L'implication des établissements de soins dans ces démarches pose également question dans un contexte d'élaboration de projets de soins à un niveau territorial impliquant d'autres acteurs et participe à la modification des fonctions des directeurs d'établissements hospitaliers. Ces derniers doivent accroître leurs compétences dans la connaissance des projets médicaux pour pouvoir définir, avec leurs interlocuteurs, des outils d'évaluation adaptés et assurer la cohérence entre les projets du réseau et les intérêts des établissements hospitaliers. Ils doivent pouvoir assurer la cohérence entre des démarches souples, ouvertes, intégrant des acteurs diversifiés et l'intérêt propre de leur établissement. Il s'agit de pouvoir travailler sur des temps de réalisation de projets différents et garder une cohérence ; il s'agit également d'intégrer dans la stratégie générale de gestion du personnel des éléments nouveaux de

---

18. S. Béjean, « Nouvelles approches théoriques en économie de la santé », *in Dix Ans d'avancées en économie de la santé, op. cit.*

motivation, qui permettent de penser l'implication dans les réflexions des réseaux et dans la vie quotidienne d'un établissement de façon à développer les compétences et les synergies, et non dans une approche concurrentielle. Par ailleurs, de nouvelles questions sont posées dans la gestion quotidienne par l'implication de personnels hospitaliers aux travaux du réseau. Comment penser la rémunération de personnels aussi divers (praticiens hospitaliers, médecins généralistes, psychiatres libéraux, psychologues libéraux, personnels administratifs et soignants des établissements publics et privés) aux statuts différents lorsqu'ils participent aux mêmes réflexions, à des formations communes, à des enquêtes communes ? Comment penser l'intérêt et l'efficience des pratiques mises en œuvre ?

Si les questions sont encore nombreuses, la pratique en réseau, telle qu'elle est mise en œuvre dans le Réseau santé mentale Yvelines Sud, montre que des réponses peuvent être trouvées, dans l'action, dans un aller-retour permanent entre les possibilités offertes par les ressources locales et les définitions posées par la réglementation, c'est-à-dire par des aménagements constants entre le niveau local et le niveau national. Cette dynamique, qui est celle de la démarche expérimentale, reste peu développée dans le domaine des politiques publiques, mais c'est bien cette question qui est ici posée. La démarche expérimentale ne signifie pas ici que la reproduction à l'identique est possible, mais qu'une certaine démarche peut être promue, qui donnera des résultats sur le terrain fort différents d'un territoire à un autre. Il s'agit bien d'une évolution de l'État, ni paternaliste ni démissionnaire, qui sait écouter mais sans abandonner une perspective d'intérêt général et d'intérêt public[19]. Il s'agit de mettre en acte, au quotidien, un État contractuel. Il s'agit également de donner aux professionnels du soin les conditions d'une créativité à laquelle ils doivent donner un sens.

---

19. S. Trosca, *Quand l'État s'engage. La démarche contractuelle*, Paris, Édition d'organisation, 1999.

TABLE

Chapitre 3
VERS UN MODÈLE PSYCHIATRIQUE DE LA COMPLÉMENTARITÉ DES PRATIQUES DE SOINS : LE QUATRIÈME PARADIGME

Chapitre 4
LE RÉSEAU : UNE NOUVELLE ORGANISATION FONDÉE SUR DES PROJETS COORDONNÉS DES SOINS

Cet ouvrage a été composé et mis en pages
chez Nord Compo (Villeneuve-d'Ascq)

N° d'impression :
N° d'édition : 7381-1348-X
Dépôt légal : octobre 2003

Imprimé en France

9 782738 113498